Gerhilde Gabriel · Neue Wege

Gerhilde Gabriel

Neue Wege

Erste Begegnungen
mit energetischer Medizin

FSC

Mix
Produktgruppe aus vorbildlich
bewirtschafteten Wäldern,
kontrollierten Herkünften und
Recyclingholz nder -fasern

Zert.-Nr. GFA-COC-1209
www.fsc.org
© 1996 Forest Stewardship Council

„Dieses Softcover wurde
auf FSC-zertifiziertem
Papier gedruckt. FSC (Forest
Stewardship Council)
ist eine nichtstaatliche,
gemeinnützige
Organisation, die sich
für eine ökologische und
sozialverantwortliche
Nutzung der Wälder
unserer Erde einsetzt."

Bibliografische Information der Deutschen Nationalbibliothek:
Die Deutsche Nationalbibliothek verzeichnet diese Publikation
in der Deutschen Nationalbibliografie.
Detaillierte bibliografische Daten sind im Internet
über http://dnb.d-nb.de abrufbar.

© 2009 Gerhilde Gabriel

Gestaltung und Satz: Martin Heise
Umschlagbild: Angelika Ebel

Printed in Germany
Literareon im Herbert Utz Verlag GmbH
Tel. 089 – 30 77 96 93 | www.literareon.de

ISBN 978-3-8316-1429-5

Inhalt

Vorwort 7

Einleitung 9

Kapitel 1: Akupunktur 11
Der Beginn eines neuen Weges 11
Körperakupunktur 12
Grundbegriffe der Traditionellen Chinesischen
Akupunktur 16
Ohrakupunktur 30
Die kontrollierte Akupunktur 35
Praktisches Vorgehen bei der kontrollierten Akupunktur .. 40
Laserakupunktur 49
Die bioenergetische Testung 53
Literatur 59

Kapitel 2: Homöopathie 61
Von der kritischen Naturwissenschaftlerin zur
begeisterten Homöopathin 61
Die Geschichte der Homöopathie 63
Die homöopathischen Arzneimittel 66
Die kontrollierte klassische Homöopathie 73
Literatur 77

Kapitel 3: Weiterentwicklung der homöopathischen Therapie 79
Endlich Hilfe für unsere Problempatienten 79
Biologisch homöopathische Stoffwechselregulation 80

Erweiterung der klassischen Palette homöopathischer
Medikamente 81
Mittelkombinationen 82
Literatur 84

Kapitel 4: Holopathie 85
Eine neue Methode verändert den therapeutischen Alltag 85
Grundlagen der Holopathie 87
Die erforderliche Ausstattung 88
Testverfahren 93
Diagnostik mit der Quintstation 94
Therapie mit der Quintstation 98
Literatur 101

**Kapitel 5: Die Kombination der therapeutischen
Möglichkeiten** 103
Begegnung mit dem Therapiekonzept Synthese 103
Synthese von Frau Dr. Slavin 104
Bewährte Therapiekombinationen 105

**Kapitel 6: Weitere Therapiemethoden der energetischen
Medizin** 107
Auf der Suche nach weiteren therapeutischen
Möglichkeiten 107
Schlaglichter auf interessante therapeutische Gebiete 108
Literatur 113

Ausblick 115

Vorwort

Mit diesem Buch möchte ich meinen Leser an der Schnittstelle zwischen universitärer Medizin und alternativer Medizin abholen. Ich lasse ihn teilhaben an meiner eigenen Entwicklung vom Schulmediziner zum vielseitig interessierten Naturheilkundler.

Therapeutische Methoden, die mir besonders wichtig sind und die ich im Praxisalltag regelmäßig einsetze, werden ausführlich und für den medizinischen Laien verständlich dargestellt. Damit möchte ich dem Leser die Möglichkeit geben, bei eigenen gesundheitlichen Problemen eine fundierte Entscheidung zu treffen, welchem Therapeuten er seine Gesundheit anvertrauen kann. Außerdem liegt es mir sehr am Herzen zu zeigen, dass die besten Ergebnisse nur durch die Kombination mehrerer guter Therapieverfahren möglich sind.

Einleitung

In diesem Buch möchte ich Sie mitnehmen auf eine Reise, die uns von der universitären Medizin, der sogenannten Schulmedizin, zur ganzheitlichen Medizin führt.

Ich bevorzuge die Begriffe ‚ganzheitliche Medizin', ‚energetische Medizin' oder ‚Informationsmedizin'. Der geläufige Begriff der ‚alternativen Medizin' beinhaltet eine Ausschließlichkeit, die ich nicht für sinnvoll halte. Der offiziell anerkannte Begriff der ‚komplementären Medizin' betont eine Randstellung, was zwar zur Zeit in der Realität richtig ist, aber auch eine unangemessene Wertung beinhaltet.

Ziel unserer Reise ist eine tolerante, ganzheitliche Medizin, die auch die Methoden der universitären Medizin berücksichtigt, wenn diese sinnvoll und notwendig sind. Ganz nach dem Motto des spätmittelalterlichen Arztes Hohenheim von Paracelsus „Wer heilt, hat Recht".

Am Beginn der Reise ist Ihre Reiseleiterin eine engagierte, junge Assistentin in einer großen internistischen Abteilung eines Landkrankenhauses.

Das therapeutische Handeln basierte zu diesem Zeitpunkt auf der naturwissenschaftlichen Ausbildung und den Anweisungen der Chef- und Oberärzte. Die Anforderungen des Berufseinstiegs und die im Arztberuf üblichen Überstunden erlaubten nur die Teilnahme an wenigen Fortbildungen, deren Themen für den Berufsalltag wichtig waren. Die Weiterbildung beschränkte sich dadurch auf den Bereich der universitären Medizin.

Die folgenden Kapitel schildern Ihnen die Veränderungen meiner persönlichen geistigen Einstellung und meines therapeutischen Handelns, die sich über mehr als zehn Jahre erstrecken. Die verschiedenen Heilmethoden sind dabei die Etappen unserer Reise hin zur energetischen Medizin.

Kapitel 1: Akupunktur

Der Beginn eines neuen Weges

Während meiner Tätigkeit in der Inneren Medizin musste ich immer wieder die Erfahrung machen, dass die Leiden chronisch kranker Patienten in vielen Fällen nur gelindert werden konnten. Eine Heilung war selten möglich. Selbst diese Besserung hielt oft nur für kurze Zeit an. Viele ältere Patienten kamen im Abstand von einigen Monaten immer wieder mit den gleichen Problemen auf meine Station. Zudem musste ich durch den Krankheitsverlauf meiner Patienten erfahren, welche Nebenwirkungen die übliche medikamentöse Therapie in der Inneren Medizin mit sich bringt. Diese Situation führte zu einer wachsenden Unzufriedenheit mit meiner eigenen Arbeit.

Den äußeren Anstoß, sich mit anderen Therapieverfahren zu beschäftigen, gab schließlich mein Ehemann Dr. Florian Gabriel. Er befand sich damals in der Weiterbildung zum Allgemeinarzt. Mit großer Begeisterung berichtete er mir von seinen ersten Akupunktur-Kursen in der Deutschen Akademie für Akupunktur und Aurikolo-Medizin in München. Mein Interesse an Akupunktur war nun geweckt. In den folgenden drei Jahren machten wir beide unsere Ausbildung in Körper- und Ohrakupunktur. Wir schlossen diese mit der Diplomprüfung für beide Bereiche ab. Wir standen uns in dieser Zeit gegenseitig als geduldige und kritische Übungspatienten zur Verfügung.

Bereits in den ersten Monaten unserer Ausbildung konnten wir oft überraschende Therapieerfolge bei schon länger bestehenden Beschwerden erzielen. Der erste Patientenkreis bestand überwiegend aus Familienangehörigen und Freunden. Ganz persönlich durfte ich erfahren, dass meine allergischen Beschwerden durch Hausstaub und Frühjahrspollen deutlich gebessert wurden.

Körperakupunktur

Die Reizung von Akupunkturpunkten ist die älteste und am weitesten verbreitete Heilmethode der Welt. Die Chinesen entdeckten vor einigen tausend Jahren, dass über gewisse Punkte an der Körperoberfläche Störungen im Körperinneren beseitigt oder gelindert werden können. Es gibt verschiedene Möglichkeiten, auf diese Punkte einzuwirken. Das einfachste Verfahren ist die gerichtete Massage dieser Punkte, die Akupressur. Sticht man Nadeln in diese Punkte ein, so bezeichnet man dies als Akupunktur. Darüber hinaus ist eine Reizung der Punkte durch Wärme oder Laserstrahlen möglich.

Die Akupunkturpunkte sind nicht willkürlich ausgewählte Punkte der Körperoberfläche oder gar Fantasiegebilde der Akupunkturärzte, sondern sie unterscheiden sich in mehreren, wissenschaftlich nachprüfbaren Fakten von ihrer Umgebung. In den verschiedenen Schichten der Haut befinden sich freie Nervenenden und winzige Sinnesorgane, sogenannte Rezeptoren. Die Untersuchung von Gewebeproben ergab, dass im Bereich der Akupunkturpunkte etwa doppelt so viele Rezeptoren vorhanden sind, wie an der übrigen Körperoberfläche. Am eindrucksvollsten ist die Potenzialdifferenz von 2 bis 60 mV zwischen Akupunkturpunkt und umgebender Haut. Außerdem besteht eine Temperaturdifferenz an der Hautoberfläche zwischen Akupunkturpunkt und der übrigen Körperoberfläche.

Diese Untersuchungsergebnisse lassen den Schluss zu, dass der Akupunkturpunkt eine Art Sinnesorgan für physikalische Erscheinungen an der Haut darstellt. Durch den Einstich mit einer Akupunkturnadel kommt es an dieser Stelle zu einer minimalen Verletzung. Dadurch werden Gewebe-Botenstoffe freigesetzt, die über eine Reizung der freien Nervenendigungen in der Haut und über die Reizung der beschriebenen Rezeptoren zu einer veränderten Leitfähigkeit der Haut führen. Das bedeutet in den meisten Fällen eine Verbesserung des Energieflusses. Die Beeinflussung des Körperinneren und der Organe erfolgt über eine reflektorische Verschaltung der Nervenbahnen im Bereich des Rückenmarks oder des Hirnstamms.

Als in China vor ca. 4000 Jahren die Akupunktur entwickelt wurde, gab es noch keine anatomischen und neurologischen Kenntnisse dieser Vorgänge. Das bedeutet, den Chinesen blieb gar nichts anderes übrig, als die von den Akupunkturpunkten ausgehenden günstigen Reflexwirkungen in ihr philosophisches Weltbild einzubauen, so wie es der Mentalität der damaligen Zeit entsprach. In den letzten Jahrzehnten wurde dieses empirische System auch in China durch neurophysiologische und neurochemische Forschungsergebnisse bestätigt und untermauert.

Die Akupunkturpunkte liegen auf bestimmten Meridianen, die nach ihren zugehörigen Organen bezeichnet sind. Unter dem Meridian eines Organs versteht man eine Verbindungslinie, die durch eine Reihe von Punkten markiert ist, die sich therapeutisch bewährt haben. Bei einer Funktions- oder einer Organerkrankung werden ein oder mehrere Punkte auf diesem Meridian sensibel, d.h. energieschwach oder blockiert. Für jeden Meridian gibt es eine zugehörige Laserwellenlänge (durchstimmbarer Farbstofflaser). Auch das betroffene Organ sowie die jeweils korrespondierenden Ohrakupunkturpunkte zeigen dieselbe Laserfrequenz. (Mehr zur Laserakupunktur am Ende des Kapitels)

In der Körperakupunktur werden verschiedene Arten von Akupunkturpunkten unterschieden. Auf jedem Meridian finden wir einen Tonisierungspunkt, einen Sedativpunkt und einen Quellpunkt. Sie liegen jeweils auf dem Meridian, den sie beeinflussen. Der *Tonisierungspunkt* stärkt seinen Meridian und muss daher bei Energiemangel im entsprechenden Funktionskreis gestochen werden. Der *Sedativpunkt* wirkt schwächend und wird folglich bei Energieüberfluss im entsprechenden Organbereich gestochen. Über die *Quellpunkte* strömt Energie in die Meridiane. Ihre Nadelung verstärkt damit die Energie in ihrem jeweiligen Meridian. Die *Durchgangspunkte* verbinden jeweils zwei Meridiane miteinander. Therapeutisch bewirken sie einen energetischen Ausgleich zwischen zwei Funktionskreisen. An den *Reunionspunkten* besteht eine Querverbindung zwischen mehr als zwei Meridianen und sie bilden den energetischen Ausgleich bei einem Ungleichgewicht zwischen den betroffenen Funktionskreisen. Die *Kardinalpunkte* schalten sogenannte außergewöhnliche Meridiane ein und haben dadurch eine hohe energetische Wirksamkeit, v.a. in der Therapie chronischer Erkrankungen. Die *Meisterpunkte* für bestimmte Erkrankungen sind erfahrungsgemäß sehr gut wirksame Punkte für bestimmte Beschwerden. Die *Alarmpunkte* werden bei schweren Erkrankungen im entsprechenden Funktionskreis gestochen. Sie liegen meist nicht auf dem zugehörigen Meridian. Sie können auch zur Diagnostik eingesetzt werden, da sie bei entsprechenden Erkrankungen sehr druckschmerzhaft sind. Die *Zustimmungspunkte* liegen alle am Rücken und zwar auf dem mittleren Teil des Blasenmeridians. Jedes Wirbelsäulensegment ist einem Funktionskreis zugeordnet. Durch die Kombination des entsprechenden Alarmpunktes mit seinem Zustimmungspunkt kann man einen erkrankten Funktionskreis sehr gut therapieren. *Neupunkte* und *Extrapunkte* sind Punkte, die außerhalb der Meridiane liegen und eine erfahrungsgemäß gute Wirkung im lokalen oder regionalen Bereich zeigen.

Wir kennen 12 paarige Meridiane, in denen nach klassischer Anschauung der Energiefluss in der folgenden Reihenfolge einmal in 24 Stunden kreist. Der Energiefluss beginnt um 3.00 Uhr nachts im Lungen-Meridian (Lu) und durchläuft danach den Dickdarm-Meridian (Di), den Magen-Meridian (Ma), den Milz-Pankreas-Meridian (MP), den Herz-Meridian (He), den Dünndarm-Meridian (Dü), den Blasen-Meridian (Bl), den Nieren-Meridian (Ni), den Kreislauf-Sexualitäts-Meridian (KS), den 3-Erwärmer-Meridian (3E), den Gallenblasen-Meridian (G), den Leber-Meridian (Le) und beginnt dann erneut mit dem Lungen-Meridian. Darüber hinaus kennen wir die unpaarigen Meridiane Lenkergefäß (LG) und Konzeptionsgefäß (KG), die zu den sogenannten außergewöhnlichen Meridianen gehören. Diese beiden Meridiane verlaufen jeweils in der Mittellinie des Körpers. Am Rücken verläuft über der Wirbelsäule das Lenkergefäß, auf der Vorderseite des Körpers verläuft das Konzeptionsgefäß.

Die Lage der Körper-Akupunkturpunkte ist in der Literatur anatomisch sehr genau beschrieben. Es wird meist die Schnittstelle zweier Linien angegeben. Als Maßeinheit für den Abstand, z.B. zu einem Gelenk, wird das persönliche Maß ein Cun verwendet. Die Breite des Daumens des Patienten an der breitesten Stelle entspricht ein Cun. Die notwendige Stichtiefe kann sehr unterschiedlich sein. Sie beträgt an den Fingern oder Zehen wenige Millimeter, am übrigen Körper ist sie abhängig von der Dicke des Unterhautfettgewebes. Nach dem Einstich wird die Nadel unter Drehbewegung ein wenig hin- und hergeschoben, bis der Patient das Nadelgefühl deqi angibt. Dieses deqi-Gefühl wird von den Patienten sehr unterschiedlich beschrieben. Oft wird Schwere oder Taubheit empfunden. Es kann sich auch bis zu einem ziehenden, elektrisierenden Schmerz entwickeln, der sich im Verlauf des Meridians in beiden Richtungen ausbreiten kann. Bei anderen Patienten kann kein deqi ausgelöst werden, auch wenn die Nadelspitze den Akupunkturpunkt erreicht hat. Nach 20 bis 30 Minuten kann die Nadel wieder entfernt werden.

Die Erwärmung von Akupunkturpunkten wird Moxibustion genannt. Sie kann mit Moxakegeln oder einer Moxazigarre durchgeführt werden. Es ist auch möglich, das freie Ende der bereits eingestochenen Nadel mit einem Feuerzeug zu erhitzen. Das Erhitzen verstärkt die Wirkung einer Goldnadel. Die Verwendung von Goldnadeln steigert den Energiefluss, die Verwendung von Silbernadeln wirkt dämpfend. Stahlnadeln wirken ausgleichend auf Gold- und Silberpunkte. Eine Moxibustion der Stahlnadel wird nur bei Goldpunkten durchgeführt.

Bei der Zusammenstellung des in einer Sitzung zur Anwendung kommenden Punkteprogramms erfolgt meist eine Kombination aus akuten Schmerzpunkten, falls vorhanden, und sogenannten Nah- und Fernpunkten, die auf Akupunkturmeridianen liegen. Meist wird das Nadelprogramm durch Kardinalpunkte ergänzt.

Grundbegriffe der Traditionellen Chinesischen Akupunktur

Ziel der klassisch-chinesischen Körperakupunktur ist es, einen gleichmäßigen, gesunden Energiestrom in allen Akupunkturmeridianen sowie in allen Körpergeweben wieder herzustellen. Beim Gesunden hat dieser Energiestrom eine gewisse Stärke und verläuft geradlinig. Ist dieser ungestörte Energiestrom im gesamten Körper gewährleistet, befinden sich auch die, den Akupunkturmeridianen zugeordneten Funktionskreise in Harmonie. Wenn durch irgendeinen inneren oder äußeren Einfluss der Energiestrom verringert wird, die Geradlinigkeit jedoch erhalten bleibt, spricht man vom Zustand der Schwäche. Wenn nun ein Mensch, der an einer Schwäche in einem bestimmten Bereich (Funktionskreis) leidet, mit einem möglichen Krankheitsauslöser konfrontiert wird, so kommt es zum Zustand der Schrägläufigkeit des Energieflusses. Bleibt diese

Schrägläufigkeit längere Zeit bestehen, so sammeln sich an dieser Stelle krankhafte Energien, die den gesunden Energiefluss beeinträchtigen. Hier spricht man von einem Zustand der Fülle.

Gesundheit

Geradlinigkeit
Orthopathie
zheng (chin.)

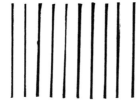

Schwäche

Geradlinigkeit
Inanitas
xu

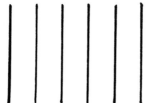

Krankheit

Schrägläufigkeit
Heteropathie
xie

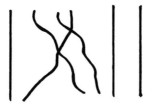

Krankheit

Fülle
Repletio
shi

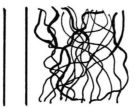

Abb.1: Energiefluss

Um den Zustand der Schwäche zu charakterisieren, wird oft auch von Energieleere gesprochen. Diese Bezeichnung ist jedoch nicht zutreffend, denn eine echte Energieleere ist mit dem Leben nicht vereinbar und würde den Tod des Organismus bedeuten. Diese theoretischen Überlegungen möchte ich nun an Hand eines einfachen Beispiels verdeutlichen:

Sie alle kennen den üblichen Verlauf einer Erkältung. Eine Erkältung, meist ein Virusinfekt, tritt immer dann auf, wenn man geschwächt ist und sich gleichzeitig Kälte und Zugluft aussetzt. In der chinesischen Medizin spricht man von einer Wind-Kälte-Erkrankung. Einem gesunden Menschen mit einem starken, geradläufigen Energiefluss wird kalte Zugluft wenig ausmachen. Leidet man jedoch unter Schlafmangel oder anderen schwächenden Faktoren, kommt es häufig zum Ausbruch einer Erkrankung. Im System der Funktionskreise (siehe unten) ist der Funktionskreis Lunge für die rhythmische Ordnung unseres Organismus zuständig. Außerdem wird ihm die Entfaltung der Abwehrenergie (weiqi) zugeschrieben. Bei Schlafmangel oder Veränderungen des gewohnten Schlafrhythmus, z.B. durch Schichtdienst, kommt es daher zu einer Schwächung des Funktionskreises Lunge. Dadurch wird weniger Abwehrenergie gebildet. Trifft nun der äußere Einfluss von Wind und Kälte auf die geschwächte Abwehrenergie, kommt es zum Zustand der Schrägläufigkeit im Bereich der Körperoberfläche. Wenn dieser Zustand nicht rasch behoben werden kann, kommt es zur Ansammlung dieser äußeren krankheitserregenden Energien (Wind-Kälte) und es entsteht ein Füllezustand mit den bekannten Beschwerden eines grippalen Infekts. Ein Füllezustand muss nicht immer durch Ansammlung äußerer krankheitserregender Energien entstehen, er kann auch durch innere Einflüsse entstehen, wie z.B. angestaute Aggressionen. Diese führen zu einer Blockade des Energieflusses im Funktionskreis Leber und verursachen eine sogenannte Leberfülle.

In der Praxis trifft man selten reine Fülle- oder Schwächezustände an, oft liegt in einem Bereich ein Füllezustand und gleichzeitig in einem anderen Bereich ein Schwächezustand vor. Sehr oft findet man einen Füllezustand im oberen Bereich des Körpers, der sich durch einen heißen Kopf bemerkbar macht und gleichzeitig einen Schwächezustand im unteren Bereich des Körpers, der dazu führt, dass die Füße häufig kalt sind.

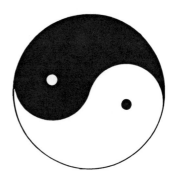

Abb.2: Taiji-Diagramm, chinesisches Symbol für Yin und Yang

Die Akupunkturmeridiane werden in Yin- und Yang-Meridiane eingeteilt. Um die entsprechenden Zuordnungen zu verstehen, müssen wir uns zunächst mit diesen beiden Begriffen beschäftigen. Die Worte Yin und Yang wurden erstmals im Buch der Lieder um ca. 500 v.Chr. beschrieben. Ursprünglich bedeutete Yin die beschattete Seite des Berges, Yang dessen besonnte Seite. Yin und Yang haben gegensätzliche Qualitäten und sind der Überbegriff für viele Polaritäten. Sie bilden jedoch zugleich eine Einheit. Im Yin ist immer Yang vorhanden, im Yang ist immer Yin vorhanden. Diese Tatsache verdeutlicht das Taiji-Diagramm. Es handelt sich dabei um ein chinesisches Symbol für Yin und Yang, das inzwischen auch in der westlichen Welt weit verbreitet ist.

In der folgenden Liste finden Sie einige sehr wichtige Zuordnungen zu den Polaritäten von Yin und Yang.

Nach Ansicht der klassischen Akupunkturlehre wird der ständige Fluss der Lebensenergie (Qi) durch den immer vorhandenen Spannungszustand zwischen Yin und Yang aufrechterhalten.

In Bezug auf die Organe unterscheidet man Hohlorgane, die dem Yang zugeordnet sind und Speicherorgane, die dem Yin zugeordnet sind. Die Hohlorgane sind Dickdarm, Magen, Dünndarm, Blase und Gallenblase. Die Speicherorgane sind Lunge, Milz, Pankreas, Herz, Niere und Leber. Weitere Yang-Meridiane sind der 3-Erwärmer-Meridian und das Lenkergefäß. Weitere Yin-Meridiane sind der Kreislauf-Sexualitäts-Meridian und das Konzeptions-

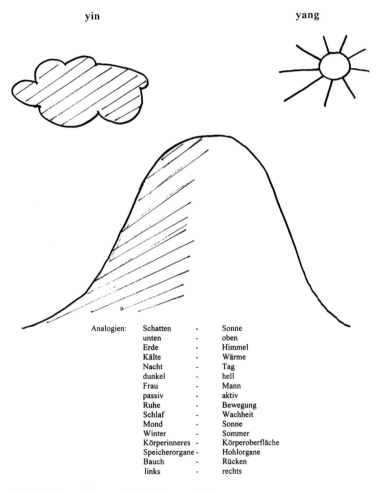

Abb.3: Yin und Yang bildhaft dargestellt

gefäß. Die Meridiane bilden Paare aus jeweils einem Yin- und einem Yang-Meridian. Diese beiden sind gekoppelt und unterstützen oder schwächen sich gegenseitig. Der ständige Energiefluss verläuft vom Lungenmeridian über den Dickdarmmeridian, weiter zum Magenmeridian, zum Milz-Pankreas-Meridian, Herzmeridian, Dünndarmmeridian, Blasenmeridian und Nierenmeridian, dann zum Kreislauf-Sexualitätsmeridian, zum 3-Erwärmer-Meridian, zum Gallenblasenmeridian und zum Lebermeridian. Von diesem schließt sich der Kreis zum Lungenmeridian. Um den Verlauf der Meridiane zu verstehen, ist es sinnvoll, sich den Menschen mit den Füßen unten auf der Erde stehend und mit nach oben gestreckten Armen vorzustellen. Alle Yinmeridiane verlaufen von unten von der Erde (Yin) nach oben. Alle Yangmeridiane verlaufen von oben vom Himmel (Yang) nach unten. Der Umschaltbereich der Meridiane

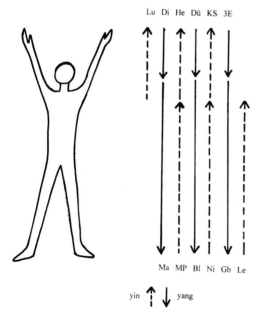

Abb.4: Meridianverläufe

liegt entweder an den Finger- oder Zehenspitzen oder im Kopfbereich. Eine Ausnahme macht der Lungenmeridian, der unterhalb des Schlüsselbeins beginnt.

Die Stärke des Energieflusses in einem Meridian ist abhängig von der Tageszeit. Das Energiemaximum wandert in der oben beschriebenen Reihenfolge alle zwei Stunden von einem Meridian zum nächsten. Probleme in einem Funktionskreis treten verstärkt zum Zeitpunkt des Energiemaximums im entsprechenden Meridian auf. Z.B. kommt es bei *Asthma bronchiale* häufig zu Anfällen am frühen Morgen. Das ist in der Sprache der Akupunktur die sogenannte Lungenzeit, also der Zeitraum, in dem der Lungen-Meridian sein Energiemaximum hat. Leberprobleme können dagegen zu Durchschlafstörungen führen mit nächtlichen Beschwerden zwischen 1.00 Uhr und 3.00 Uhr.

Die Energiemaxima der verschiedenen Meridiane werden mit der sogenannten Meridianuhr dargestellt. Die angegebenen Zeiten sind die jeweils beste Zeit, um einen Meridian anzuregen, d.h. zu tonisieren.

Eine wesentliche Grundlage für das System der chinesischen Akupunktur bildet das Denken in senkrechten Analogien. Was das bedeutet, möchte ich Ihnen näher erläutern.

In der westlichen Welt sind wir gewohnt in waagrechten Analogien zu denken. Zu dem Oberbegriff Verkehrsmittel fallen jedem von uns sofort Begriffe wie Fahrrad, Eisenbahn, Automobil, Flugzeug oder ähnliches ein. Bei dem Wort Beruf denken wir an Schreiner, Verkäufer, Friseur, Lehrer, Arzt oder anderes. Unter dem Begriff Gefühle werden Emotionen wie Freude, Trauer, Angst oder Sorge zusammengefasst. Wir kennen die Himmelsrichtungen Osten, Süden, Westen und Norden oder die Jahreszeiten Frühling, Sommer, Herbst und Winter. Die Tageszeiten sind uns als Morgen, Mittag und Abend geläufig. Dies ist nur ein kleiner Ausschnitt der möglichen waagrechten Analogien.

Grundbegriffe der Traditionellen Chinesischen Akupunktur

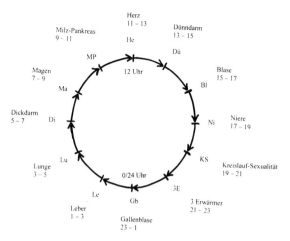

Abb.5: Meridianuhr mit Tonisierungszeiten der Meridiane

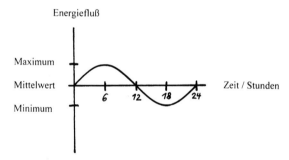

Abb.6: Tageszeitliche Schwankungen des Energieflusses

In vielen östlichen Kulturen ist es sehr viel geläufiger in sogenannten senkrechten Analogieketten zu denken. Die senkrechten Analogien beruhen auf dem System der fünf Wandlungsphasen. Der sogenannte Hervorbringungszyklus oder Fördernde Kreislauf beginnt mit Holz, verläuft über Feuer, Erde und Metall zum Wasser und schließt sich zum Holz. Bei entsprechend bildhafter Vorstellung sind diese Zusammenhänge durchaus logisch. Holz kann zum Feuer machen verwendet werden, fördert also das Feuer. Bei der

Verbrennung entsteht Asche, also Erde. Aus der Erde entsteht im Verlaufe von Jahrmillionen Metall bzw. wir können aus dem Erdboden Metalle gewinnen. Aus den Tiefen der Erde und aus dem Gestein, das Metall enthält, entspringen auch Quellen, also das Wasser. Und hier schließt sich der Kreislauf, denn für das Wachstum des Holzes ist Wasser erforderlich.

Gut verständlich ist auch die Zuordnung der Jahreszeiten zu den Wandlungsphasen. Im Frühling wächst das Holz, d.h. die Bäume schlagen aus, das Wachstum beginnt. In den heißen Klimazonen dieser Erde kann die Sommersonne die Vegetation regelrecht verbrennen. Der Sommer ist also dem Feuer zugeordnet. Der Spätsommer mit der Erntezeit wird der Erde zugeordnet, die Erde beschenkt uns in dieser Jahreszeit mit Nahrungsmitteln, die nicht mehr benötigten Reste der Vegetation verfallen zur Erde. Der Herbst ist dem Metall zugeordnet und der Winter dem Wasser. In vielen Regionen dieser Erde bedeutet Winter Regenzeit und damit Wasser. In den kälteren Regionen herrschen Schnee und Eis, die festen Zustandsformen des Wassers. Dieses Wasser nährt nach der Schneeschmelze wiederum das Wachstum des Holzes.

Betrachten wir nun die Zuordnung von Yin und Yang zu den fünf Wandlungsphasen. Dafür wird die Erde meist aus dem Zyklus

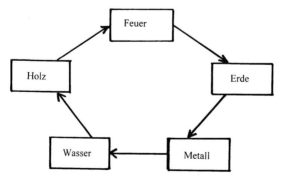

Abb.7: Die 5 Wandlungsphasen

Grundbegriffe der Traditionellen Chinesischen Akupunktur 25

herausgenommen und in die Mitte gesetzt. Dem Holz wird aufkeimendes Yang zugeordnet, dem Feuer das voll ausgeprägte Yang. Dem Metall ist beginnendes Yin zugeordnet und dem Wasser das voll ausgeprägte Yin.

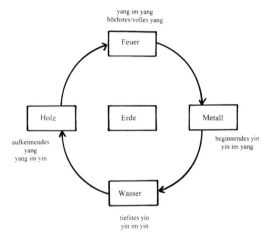

Abb.8: Die Jahreszeiten

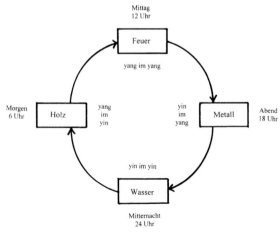

Abb.9: Die Tageszeiten

Der Chinese spricht bei aufkeimendem Yang vom Yang im Yin. Dazu gehört auch der Frühling mit der überall wachsenden Natur. Die höchste Ausprägung des Yangzustandes ist Yang im Yang, der Hochsommer. Erde und Metall, Spätsommer und Herbst, Ernte und Absterben der Vegetation entsprechen aufkeimendem Yin im Yang. Der Zustand der schlafenden Natur im Winter bedeutet tiefstes Yin, auch bezeichnet als Yin im Yin. Ebenfalls anschaulich ist die Zuordnung des Tagesablaufs zum Zyklus aus Yang und Yin.

Den beschriebenen fünf Wandlungsphasen sind nun auch jeweils ein Yin- und ein Yangorgan zugeordnet.

Für das Verständnis von gesunden und kranken Körperfunktionen sind die senkrechten Analogieketten wichtig, die bestimmten Funktionskreisen (Funktionskreis = Orbis) zugeordnet werden. Als Beispiel betrachten wir den Funktionskreis *Herz*. Zum Funktionskreis gehören zunächst einmal der Meridian in seinem gesamten Verlauf, d.h. in seinem inneren und seinem äußeren Verlauf, und alle darauf liegenden Akupunkturpunkte. Es gehört das Organ Herz dazu, aber auch das Herz im psychischen Sinne. Dem Herzen ist die Empfindung der Freude und die Sinnesäußerung des Lachens zugeordnet. Auch in unserem Kulturkreis gibt es Sprichworte wie „da geht einem vor Freude das Herz auf". Wenn sich ein Mensch freut, erkennen wir das meist deutlich an seiner Mimik. Es gehört also auch das Gesicht zum Funktionskreis Herz. Als Sinnesorgan gehört die Zunge dazu. Weitere Zuordnungen sind Begriffe wie Feuer, Hitze, Sommer, Süden und die Farbe Rot.

In der folgenden Tabelle (Tab. 1) finden Sie eine Übersicht über das entsprechende System aller Funktionskreise. In dieser Tabelle sind weitere Analogien aufgeführt. Auch diese Liste enthält nur einen kleinen Teil aller möglichen Analogien. Die Meridiane Kreislauf-Sexualität und 3-Erwärmer sind später hinzugekommen und werden dem Element Feuer zugeordnet. Wir haben daher beim Element Feuer zwei Yin- und zwei Yang-Meridiane.

Grundbegriffe der Traditionellen Chinesischen Akupunktur 27

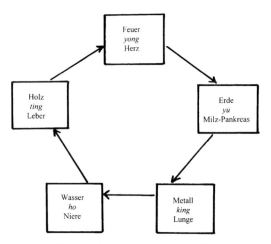

Abb.10: Klassische Entsprechungen für die Yin-Organe

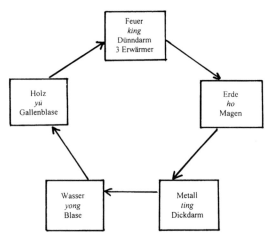

Abb.11: Klassische Entsprechungen für die Yang-Organe

Die Grundfunktionen der einzelnen Funktionskreise und die Qualität der zugeordneten Emotionen ermöglichen die Ableitung eines Psychogramms.

Der Funktionskreis *Herz* wurde in der Tradition als ‚Fürst'

Speicherorgane *yin-Organe*	Leber	Herz (KS)	Milz-Pankreas	Lunge	Niere
Arbeitsorgane *yang-Organe*	Gallenblase	Dünndarm (3E)	Magen	Dickdarm	Blase
Wandlungs-Phase	Holz	Feuer	Erde	Metall	Wasser
Klima	Wind	Wärme Hitze	Feuchtigkeit	Trockenheit	Kälte
Jahreszeit	Frühling	Sommer	Spätsommer	Herbst	Winter
Tageszeit	Vor Sonnenaufgang	Vormittag	Nachmittag	Spätnachmittag	Vor Mitternacht
Himmelsrichtung	Osten	Süden	Mitte	Westen	Norden
Sinnesorgan	Augen	Zunge	Lippen	Nase	Ohren
Äußere Entfaltung	Nägel	Gesicht	Mund	Körperhaar	Haupthaar
Körpergewebe	Sehnen, Muskeln	Gefäße	Fettgewebe	Haut	Knochen, Knochenmark
Geschmack	Sauer	bitter	süß	scharf	salzig
Stimmlicher Ausdruck	rufen	lachen	singen	weinen	stöhnen
Gefühl *Fülle*	Zorn, Ärger	Lust, Freude	Nachdenken, Grübeln	Kummer, Trauer	
Schwäche	Pessimusmus	Depression	Angst	Anpassungsschwäche	Furcht, Schreckhaftigkeit
Farbe	grün-blau	rot	gelb	weiß	schwarz
Spezielle Funktionen	Heerführer, Ursprung der Pläne und Überlegungen	Fürst, Richtungsweisender Einfluss	Verteiler, Zwischenspeicher, Grundlage der erworbenen Konstitution	Minister, Rhythmische Ordnung	„Mutter", Grundlage der angeborenen Konstitution

Tab.1: Entsprechungssystem aller Funktionskreise (Orbisikonogramm)

bezeichnet. Von ihm geht der richtungsweisende Einfluss auf alle übrigen Funktionskreise aus. Er ist zuständig für die Intaktheit und Koordinationsfähigkeit der gesamten Persönlichkeit. Eine Schwäche in der Ausprägung der Händigkeit oder ein ungenügendes Orientierungsvermögen sind Anzeichen für eine Störung in diesem Funktionskreis.

Der Funktionskreis *Leber* wurde in der Tradition als Heerführer beschrieben, der die Strategie, die Planung und die notwendigen Entscheidungen bewältigt. Seine Emotion, der Zorn, ist nichts anderes als eine gesteigerte Form der Erregbarkeit. Ein gesunder Leberfunktionskreis kann jede äußere und innere Reizeinwirkung durch seine Elastizität neutralisieren. Er kann im positiven Sinne anpacken, planen, Entscheidungen treffen und aktive Energie bereitstellen. Wenn dagegen eine Störung im Leberfunktionskreis vorliegt, verliert dieser seine Elastizität. Dadurch geht die Fähigkeit, sich zu entspannen verloren und es tritt eine Verkrampfung ein.

Der Funktionskreis *Milz-Pankreas* wurde als die Mitte bezeichnet. Er ist die zentrale Instanz der Anpassungs- und Verdauungsvorgänge. Ein gesunder Milz-Pankreas-Funktionskreis kann sowohl Nahrung in fester und flüssiger Form als auch äußere Einflüsse, wie Gefühle, Gedanken und Stimmungen aufnehmen, umsetzen, speichern und verteilen. Störungen in diesem Bereich sind gekennzeichnet durch die Unfähigkeit, etwas schlucken oder wegstecken zu können, sowie durch mangelnde Lebensfreude und fehlenden Appetit.

Der Funktionskreis *Lunge* wurde in der Tradition als Minister bezeichnet, von dem die rhythmische Ordnung ausgeht. Der gesunde Lungenfunktionskreis kann sich sowohl an den Rhythmus anderer anpassen, als auch andere Menschen durch seinen eigenen Rhythmus beeinflussen. Eine Störung in diesem Bereich zeigt sich durch Anpassungsschwierigkeiten bei einem Rhythmuswechsel und durch mangelhafte Abwehrkräfte. Beides kann die Entwicklung einer Depression fördern.

Der Funktionskreis *Niere* wurde als Instanz der Potenzierung von Kraft bezeichnet. Diese Lebenskraft und Potenz kommt durch die Kraft des Willens und der Ausdauer sowie durch die Mobilisierung solcher Potenzen in der Sexualität zum Ausdruck. Eine Störung in diesem Bereich ist gekennzeichnet durch mangelhafte Ausdauer, Willensschwäche sowie durch Ängstlichkeit und Schreckhaftigkeit.

Um den Konstitutionstyp eines Menschen zu bestimmen, ist es sinnvoll mit dem Erscheinungsbild der Funktionskreise zu arbeiten. Dieses erleichtert es, die Schwachstellen des Körpers zu erkennen. Dort nämlich können sich Krankheiten oder krankmachende Energien besonders leicht zeigen. Bei der Festlegung der Konstitutionstypen finden wir oft Mischformen. Man kann jedoch die Grundzüge des einzelnen Psychogramms meist deutlich erkennen. Gemäß der angeborenen Schwächen sowie der durch äußere Einflüsse erworbenen, vorübergehenden Störungen wird in der klassisch-chinesischen Akupunktur ein Punkteprogramm zusammengestellt, das zu einem energetischen Ausgleich führen soll. Die einzelnen Meridiane und Funktionskreise sollen in einen Zustand energetischer Harmonie gebracht werden. Wenn diese Harmonie erreicht wird, ist der Mensch gesund und fühlt sich wohl.

Ohrakupunktur

Bereits im alten China waren einige Punkte am Ohr bekannt, die als Endpunkte von Meridianen in der Körperakupunktur oder als Sonderpunkte angesehen wurden. Eine Korrespondenz von Ohrpunkten zu bestimmten Körperteilen war jedoch unbekannt. Die Entwicklung der modernen Ohrakupunktur begann mit den Beobachtungen des französischen Arztes Dr. Paul Nogier. Nogier selbst schildert den Beginn der Ohrakupunktur so:

„Etwa im Jahre 1950 entdeckte ich an der Ohrmuschel einiger Patienten eine eigenartige Narbe, die meine Neugierde weckte. Ich erkundigte mich genauer danach und erfuhr, dass es sich hier um eine besondere Behandlungsart von Ischiasschmerzen handelte, die ein Heilkundiger im Mittelmeerraum praktizierte. Man hatte den oberen Teil sowie den Rand der Anthelix (innerer Rand der Ohrmuschel) auf der gleichen Seite, auf der man die Neuralgie festgestellt hatte, kauterisiert (punktförmige Verbrennung). Übereinstimmend sagten die von ihm befragten Patienten aus, dass die Ischiasschmerzen nach dieser Behandlung innerhalb von einigen Stunden, manchmal sogar nur nach einigen Minuten, nachgelassen hatten, so dass man am Zusammenhang zwischen Kauterisation und Schmerzlinderung nicht zweifeln konnte. Außerdem – und dies überraschte noch mehr – ging es oft um Kranke, die vorher nach bewährten Verfahren behandelt worden waren, was vermuten ließ, dass hier besonders schwer behandelbare Fälle vorlagen. Ich nahm daraufhin selbst einige Kauterisationen vor, die sich als erfolgreich erwiesen. Anschließend erprobte ich andere, weniger barbarische Verfahren. Das einfache Stechen mit Nadeln zeigte bei Ischiasfällen eine positive Wirkung, wenn man am gleichen oberen Teil der Anthelix und an den Punkten, die in diesem Bereich druckempfindlich waren, stach."

Die Suche nach weiteren Zusammenhängen zwischen Ohrpunkt und Körperteil verlief zunächst erfolglos; bis Nogier plötzlich intuitiv den Einfall hatte, die Ohrmuschel mit einem auf den Kopf stehenden Embryo zu vergleichen. Paul Nogier veröffentlichte seine ersten Arbeiten 1957 in der deutschen Zeitschrift für Akupunktur. In den folgenden Jahren wurden immer mehr Ohrpunkte und ihre zugehörige Korrespondenz am Körper erarbeitet. Die Punkte wurden mit einem Drucktaster untersucht. Auffällige Punkte zeigen eine erhöhte Drucksensibilität. Außerdem erfolgte eine Hautwiderstandsmessung. Auffällige Punkte haben einen erhöhten oder verminderten Hautwiderstand. Die beobachteten Krankheiten und die Lokalisation der zugehörigen, mit diesen beiden Methoden untersuchten Punkte wurden laufend verglichen. Dadurch konnte die periphere Korrespondenz von Ohrpunkten zu Körperteilen allgemein bestimmt werden und die Anordnung der Punkte in der Ohrmuschel immer wieder überprüft werden. Es wurden sogenannte Ohrkarten angelegt. In den folgenden Jahren wurden von Paul Nogier und Frank Bahr Mikrostimulationstechniken entwickelt, die zunächst unauffällige, also stumme Ohrpunkte aktiv werden ließen. Als Ergebnis dieser Untersuchungen konnte Bahr 1975 umfassende Ohrkarten veröffentlichen, die alle wichtigen Punkte des menschlichen Körpers am Ohr genau lokalisieren.

Heute sind uns außer den Reflexzonen am Ohr noch weitere Mikrosysteme am menschlichen Körper bekannt. Wir finden den gesamten Körper im Bereich der Fußsohle repräsentiert. Therapeutisch wird das in der Fußreflexzonenmassage genutzt. Weitere Mi-

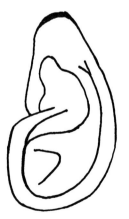 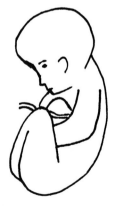

Abb.12: Ohrmuschel und Embryo

krosysteme finden sich an der Handinnenfläche, der Stirn und der Zunge. Im Laufe der folgenden Jahre wurden wichtige Punkte aus der Körperakupunktur auch am Ohr lokalisiert. Ende der 90er Jahre erfolgte dann die Übertragung der vollständigen Meridiane auf das Ohr durch Prof. Frank Bahr. Die Ohrakupunktur entwickelte sich damit von einer rein symptomorientierten Behandlung einzelner Schmerzpunkte zu einer der Körperakupunktur ebenbürtigen Akupunkturform, in der sämtliche energetischen Überlegungen der klassisch-chinesischen Körperakupunktur berücksichtigt werden können. In den meisten Fällen besteht eine Ohrakupunktur aus der

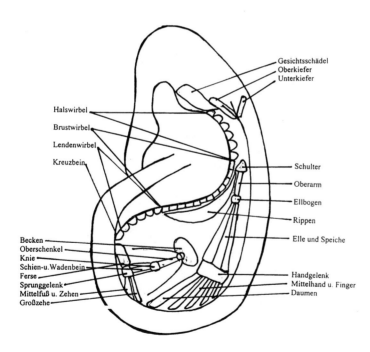

Abb.13: Knochengerüst

Nadelung der aktuellen Schmerzpunkte, der Nadelung eventuell vorhandener, chronischer Störherde und einiger energetisch wichtiger Punkte, z.B. Kardinalpunkte oder psychische Punkte. Die einzelnen Punkte können mit einem Punktsuchgerät ermittelt werden. Welche der gefundenen Punkte dann wirklich genadelt werden, entscheidet der Therapeut auf Grund des vorliegenden Beschwerdebildes. Oft findet man jedoch mit dem Punktsuchgerät sehr viele elektrisch veränderte Punkte am Ohr, so dass dringend weitere Auswahlkriterien benötigt werden.

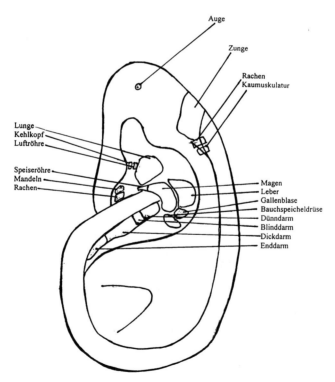

Abb. 14: Innere Organe

Die kontrollierte Akupunktur

Durch den Einsatz des Nogier-Reflexes oder auch RAC (réflexe auriculo-cardiaque) ist im Rahmen der Ohrakupunktur eine gezielte Auswahl der am Ohr zu findenden, aktiven Punkte möglich. Die Pulstastung führte zu einer wesentlichen Weiterentwicklung der Ohrakupunktur. Es können nun wichtige diagnostische Aussagen getroffen werden, diese sind reproduzierbar und können therapeutisch sofort umgesetzt werden.

Der nach seinem Entdecker Dr. Paul Nogier benannte Nogier-Reflex kann durch die verschiedensten Reize ausgelöst werden. Mögliche Auslöser sind optische Reize wie helles Licht, akustische Reize wie z.b. laute Geräusche oder auch körpereigene Reflexe wie z.B. Gähnen. Bei der Untersuchung des Patienten verwendet man sogenannte Mikrostimuli, d.h. es werden bestimmte Ohrpunkte mit einem kleinen Hämmerchen (3-Volt Hämmerchen) oder mit kleinen Teströhrchen, die bestimmte geeignete Substanzen enthalten, untersucht. Tritt ein entsprechender Reflex auf, spricht man von aktiven Akupunkturpunkten. Diese Methode erlaubt eine schnelle und reproduzierbare Diagnostik. Die therapeutischen Ergebnisse können gegenüber einer Akupunktur mit dem Punktsuchgerät wesentlich verbessert werden.

Im Jahre 1968 entdeckte Nogier zufällig ein Reflexphänomen als er eine Patientin mit Hüftgelenksarthrose untersuchte. Er tastete den Puls an der üblichen Pulstaststelle über der Arteria radialis am Handgelenk und ließ gleichzeitig die Patientin ihr rechtes Bein bewegen. Als er dann die Ohrmuschel berührte, änderte sich der Puls im Sinne eines negativen RAC. Je nachdem wie er das Ohr stimulierte, konnte Nogier positive oder negative Reflexe auslösen. Dabei beobachtete er diese Phänomene kurzzeitig für ein bis zwei Pulsschläge, später in manchen Fällen auch über eine größere Abfolge von Pulsschlägen z.B. über 10 bis 20 veränderte Schläge. Nogier bezeichnete diesen Reflex als reflexe auriculo-cardiaque (RAC). Heute wissen wir, dass es sich um einen sympathischen Hautreflex handelt, also einen Reflex der über das vegetative Nervensystem gesteuert wird. Die Bezeichnung RAC ist damit eigentlich unzutreffend, bleibt jedoch in Akupunkturkreisen ein geläufiger Begriff. Zu Ehren seines Entdeckers Dr. Paul Nogier wird er seit einigen Jahren auch Nogier-Reflex genannt.

Wie kommt dieser Reflex nun zustande? Über die großen Blutgefäße (Arterien) kommt das Blut in die einzelnen Körperregionen. Dort verteilt sich das Blut auf kleinere Blutgefäße (Arteriolen). Von dort fließt das Blut weiter in die kleinen und kleinsten Blutgefäße der Körpergewebe (Kapillaren). Die Durchblutung dieses Endstromgebietes wird über sogenannte arterio-venöse Shunts geregelt. Diese Shunts stellen sozusagen die Abkürzung für den Blutfluss dar. Wird nur eine geringe Durchblutung benötigt, öffnen sich die Shunts und das Blut fließt sogleich weiter in die Vene. Die Reaktionsfähigkeit des Gewebes an Fingern und Zehen ist sehr groß. Der Blutdurchfluss kann im Verhältnis von 1 zu 600 schwanken. Er hängt von verschiedenen Faktoren ab, z.B. der Außentemperatur oder der Körperbewegung. Der Durchfluss durch diese arterio-venösen Shunts ist starken Veränderungen unterworfen. Er kann plötzlich wechseln zwischen 0 und 100%. In den verschiedenen Körpergeweben befindet sich eine unterschiedliche Anzahl solcher Shunts. Am dichtesten liegen sie unter dem Nagelbett, an der Fingerkuppe sowie insgesamt an Händen und Füßen.

Die Kontrolle des Blutdurchflusses durch diese Shunts liegt beim vegetativen Nervensystem. Biorhythmen und körpereigene Regelkreise verändern den Blutdurchfluss in den verschiedenen Bereichen je nach Bedarf oder Stimulation. Adrenalin z.B. bewirkt eine Gefäßverengung der Hautgefäße.

Wenn sich die arterio-venösen Shunts für ganz kurze Zeit schließen, kommt es zum sogenannten Rebound-Effekt, d.h. es treten ein oder zwei deutliche RAC-Schläge auf. Bleiben die Shunts für einige Zeit geschlossen, kommt es zu einem Rückfluss der Blutsäule, kurzzeitig durchfließt ein doppelter Strom die Arterie. Nach kurzer Wegstrecke vermischt sich der erwähnte Rückfluss mit dem Hinfluss, die dabei entstehende Wirbelbildung kann als RAC getastet werden. Sowohl beim Rebound-Effekt als auch beim positiven oder negativen RAC handelt es sich um retrograde Flussphänomene, d.h. um die Auswirkungen eines Blutdruckstroms. Der sogenannte positive RAC wird in der Akupunktur diagnostisch eingesetzt. Vom negativen RAC spricht man, wenn sich die Pulswelle abschwächt. Das RAC-Phänomen kann auch mit einem drucksensiblen Fühler registriert werden, wie er für die Untersuchung der Halsschlagadern verwendet wird. Allerdings ist dafür eine äußerst genaue Platzierung des Druckfühlers notwendig. Mit dem Doppler können nur kräftige RAC-Schläge aufgezeichnet werden. Die Daumenkuppe des Untersuchers weist eine extrem hohe Sensibilität auf und kann daher auch schwächere Reflexe wahrnehmen oder Befunde bei ungünstigen Untersuchungsbedingungen erheben, z.B. bei tief im Gewebe liegenden Arterien.

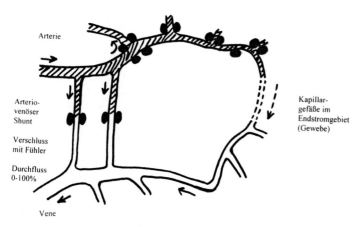

Abb.15: Arterio-venöse Shunts

Für die Untersuchung mit dem Nogier-Reflex ist es am besten, wenn der Patient liegt. Der Untersucher tastet mit der Daumenkuppe der linken Hand den Puls der Radialisarterie am linken Handgelenk des Patienten.

Wichtig für die Pulswahrnehmung ist, dass nur die Daumenkuppe des Untersuchers aufgesetzt wird und dass die Tastung an der richtigen Stelle am Handgelenk erfolgt. Diese liegt ca. zwei Finger breit vor der Handgelenksfalte. Der Druck des tastenden Daumens darf nur sehr leicht sein, um den Puls nicht abzudrücken. Das Erlernen der Pulstastung erfordert einige Übung, ähnlich wie das Erlernen der Herzauskultation (Abhören und Beurteilung der Herztöne und Herzgeräusche). Wird der RAC positiv, fühlt sich der Puls härter und konzentrierter an. Beim Tasten wird der Eindruck eines „Buckels" erweckt. Beim negativen Reflex entsteht der Eindruck einer „Senke". Diese Wahrnehmungen mögen z.T. subjektiv sein und sind von der Sensibilität des Untersuchers, seiner Technik und seiner Übung anhängig. Jedoch konnten Ärzte, die mit

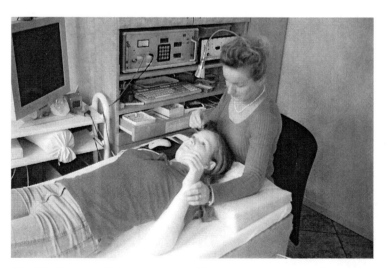

Abb.16: Foto der Untersuchungsposition

dieser Art zu untersuchen vertraut sind, ohne vorherige Absprache identische Pulsveränderungen feststellen. Im Blindversuch konnte man bei mehreren Untersuchungen absolut übereinstimmende Ergebnisse erhalten.

Zum Abschluss dieses Themas möchte ich die Unterschiede zwischen der klassisch-chinesischen Pulstastung und der Tastung des Nogier-Reflexes darstellen. Der RAC wird nur mit einer Fingerkuppe getastet und es gibt dafür nur eine Pulstaststelle an einer anatomisch vorgegebenen idealen Stelle. Die chinesische Pulstastung erfolgt gleichzeitig mit drei Fingern rechts und links am Unterarm des Patienten. Je nach medizinischer Schule werden für die chinesische Pulstastung 12 bis 20 verschiedene Taststellen angegeben. Der wichtigste Unterschied jedoch besteht darin, dass der RAC eine dynamische Veränderung darstellt. Die in der chinesischen Tradition erwähnten Pulse werden statisch in ihrer Qualität beurteilt. Während der chinesischen Pulstastung soll möglichst keinerlei Reiz oder Information auf den Patienten einwirken. Dagegen stellt der RAC

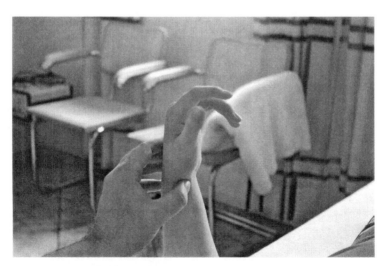

Abb.17: Die RAC-Pulstastung

die mögliche Reaktion des Patienten auf absichtlich gesetzte Reize dar. Die RAC-Tastung in Doppelblindversuchen ergab reproduzierbare Ergebnisse, während die chinesische Pulstastung selbst bei erfahrenen Akupunkturärzten an den gleichen Patienten unterschiedliche Ergebnisse hatte.

Praktisches Vorgehen bei der kontrollierten Akupunktur

Wir kommen nun zum Untersuchungsablauf einer RAC-kontrollierten Ohrakupunktur. Wie bereits oben erwähnt, ist es für Patienten und Behandler am bequemsten, wenn der Patient liegt. Um sinnvolle und verwendbare Untersuchungsergebnisse zu erzielen, ist es wichtig, den Patienten während der Untersuchung elektrisch auf das Erdpotential zu bringen. Da die Untersuchung im Rahmen der Ohrakupunktur am Kopf erfolgt, ist es am günstigsten direkt am

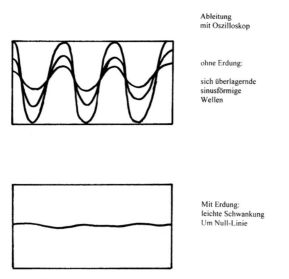

Ableitung
mit Oszilloskop

ohne Erdung:

sich überlagernde
sinusförmige
Wellen

Mit Erdung:
leichte Schwankung
Um Null-Linie

Abb.18: Aufladung der Haut ohne Erdung und mit Erdung

Ohr oder am Hals des Patienten eine Erdungsklemme zu platzieren. Das ist notwendig, da jeder Untersuchungsraum von zahlreichen elektromagnetischen Feldern unterschiedlichster Intensität und Frequenz erfüllt ist. Abgesehen von natürlichen Feldern der Biosphäre entstehen diese Felder durch das Stromversorgungsnetz, durch elektrische Geräte, durch Mobilfunk und andere technische Strahlen.

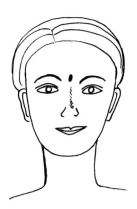

Abb.19: Der Punkt Yintang

Der Mensch nimmt alle diese Felder wie eine Antenne auf und sein Körper antwortet mit zahlreichen, bis heute nur teilweise erfassten Reaktionen. Hinzu kommen noch elektrostatische Ladungen, die häufig auf unseren modernen Bodenbelägen und durch das Material der Schuhe entstehen. Insgesamt kann ein sehr hohes elektrisches Potential entstehen, das sich bei Kontakt mit leitenden Gegenständen, wie Türklinken oder auch mit anderen Personen mit Funkenbildung entlädt. Durch die Erdung werden diese elektromagnetischen Energien zu einem großen Teil abgeleitet und der Patient wird wenigstens teilweise von Umwelteinflüssen befreit, die die Untersuchung willkürlich beeinflussen würden. Nur so ist es möglich, reproduzierbare diagnostische Aussagen zu machen und gute Therapieergebnisse zu erzielen.

Nachdem der Patient geerdet wurde, sind zunächst noch einige Voruntersuchungen durchzuführen. Diese werden an dem Punkt *Yintang* gemacht. Dieser Punkt ist ein wichtiger Energiepunkt des Körpers. Er entspricht dem Stirnchakra der indischen Medizin. Der Yintang ist der Steuerpunkt der *Formatio reticularis* (Schaltzentrale im Gehirn für das vegetative Nervensystem) und ist der Meisterpunkt allen Yins sowie der Meisterpunkt der Nase (und Nasennebenhöhlen). Die Untersuchung erfolgt mit dem 3-Volt-Hämmerchen oder mit bestimmten Ampullen. Das 3-Volt-Hämmerchen ist ein Dipoltaster, wobei durch eine Batterie mit der Spannung U_B ein elektrisches Feld zwischen den Schenkeln aufrechterhalten wird. Gearbeitet wird mit dem Instrument, indem man jeweils den positiven oder negativen Schenkel dem zu untersuchenden Hautareal annähert und es rasterförmig absucht.

An pathologischen also energetisch gestörten Punkten besteht bereits in Ruhe eine gestörte Ladungsverteilung. Diese wird durch die Annäherung des Hämmerchens noch weiter verstärkt. Das Elektorhämmerchen löst also deutliche und starke RAC-Reaktionen aus, weil der pathologische Punkt durch die Annäherung der entsprechenden Seite des Hämmerchens in einen sogenannten superpathologischen Zustand versetzt wird.

Man prüft als erste Voruntersuchung über dem Yintang, ob eine Oszillation besteht. Findet man mit der Plus-3V-Seite des Hämmerchens einen RAC, besteht eine Oszillation. Beim Gesunden gibt es über dem Yintang keine RACs.

Da man am oszillierenden Patienten wechselnde Reflexant-

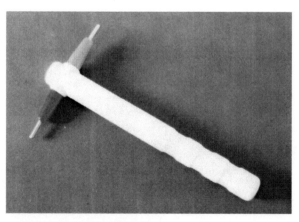

Abb. 20: 3-Volt-Hämmerchen

Praktisches Vorgehen bei der kontrollierten Akupunktur 43

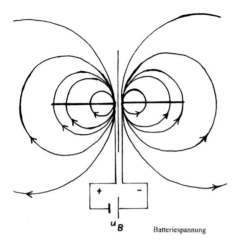

Abb.21: Schaltbild des 3-Volt-Hämmerchens

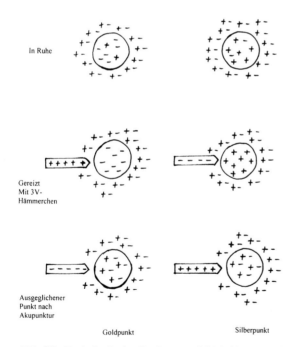

Abb.22: Pathologische Punkte mit 3-Volt-Hämmerchen

worten findet, kann man in diesem Zustand mit der Untersuchung nicht fortfahren. Man muss grundsätzlich erst die Ursache der Oszillation behandeln. Sehr häufig ist die Ursache ein Störfeld im Bereich der Nasennebenhöhlen oder der Zähne. Meistens reicht es aus, dieses Störfeld mit einer Nadel zu behandeln, um die Oszillation zu beseitigen.

Bei der folgenden Voruntersuchung muss eine Inversion ausgeschlossen werden. Inversion bedeutet Reflexumkehr. Die Untersuchung erfolgt, indem der Patient zunächst einen Plus-9-Volt-Stab (oder einen Hochvoltstab mit 300 Volt) in die rechte Hand nimmt. Bei der anschließenden Untersuchung des Yintang mit dem 3-Volt-Hämmerchen sollten keine Reflexe auftreten. Findet sich doch ein RAC, muss zunächst die Ursache der Inversion behandelt werden. Diese kann eine Blockade der ersten Rippe mit Irritation des Sympathikus sein oder ein starkes Störfeld (siehe unten). Normalerweise stabilisiert die Auflage des Plus-9-Volt-Stabes auf die Hand des Patienten dessen Sympathikus. Bei Vorliegen einer Inversion bedeutet aber der Plus-9-Volt-Stab in der Hand des Patienten nicht mehr Stabilisierung, sondern, ganz im Gegenteil, Abschwächung der Stabilität, d.h. Oszillation. Nach der Prüfung auf Inversion rechts erfolgt die Prüfung auf Inversion links, mit dem Plus-9-Volt-Stab in der linken Hand des Patienten. Bei Vorliegen einer Inversion muss die zugrundeliegende Ursache mit einer Nadel behandelt werden. Erst wenn die Inversion erfolgreich beseitigt ist, kann man mit der weiteren Untersuchung fortfahren.

Da verschiedene Akupunkturpunkte, abhängig von der Händigkeit des Patienten, am rechten oder am linken Ohr zu finden sind, sollte man die Händigkeit des Patienten mit Hilfe des RAC bestimmen. Die bestehende Rechtshändigkeit des Patienten wird verstärkt, wenn der Plus-9-Volt-Stab in der rechten Hand und der Minus-9-Volt-Stab in der linken Hand liegt. Der Yintang bleibt dann bei der Überprüfung mit der Plus-3-Volt-Seite des Elektro-

Praktisches Vorgehen bei der kontrollierten Akupunktur 45

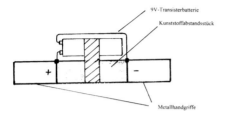

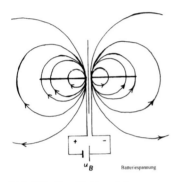

Abb.23: Der Elektrostab

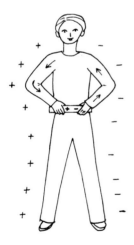

Die Feldlinien verlaufen innerhalb des Körpers. Es kommt zu einer globalen Polarisierung beider Körperhälften. Hier Feldverteilung beim Rechtshänder

Abb.24: Einstabmethode zur Bestimmung der Händigkeit

hämmerchens stumm. Die gleiche Stabverteilung ist für den Linkshänder sozusagen ‚verkehrt herum', er wird daher beginnen zu oszillieren, d.h. der Yintang wird energieschwach und mit der Plus-3-Volt-Seite des Elektrohämmerchens nachweisbar. Die Reihenfolge dieser drei Voruntersuchungen muss unbedingt eingehalten werden, da die Prüfung auf Inversion nur möglich ist, wenn keine Oszillation vorliegt, und die Bestimmung der Händigkeit nur möglich ist, wenn sowohl Oszillation als auch Inversion ausgeschlossen bzw. bereits behandelt sind.

Nach diesen Voruntersuchungen und den ersten notwendigen Nadeln können nun die vorliegenden Schmerzpunkte bestimmt werden und eine Störfeld-Diagnostik durchgeführt werden.

Der in der Ohrakupunktur verwendete Begriff des Störfeldes entspricht weitgehend dem auch in der universitären Medizin bekannten Störherd. Unter einem Störherd versteht man eine umschriebene lokale Störung im Organismus, die zu einer teilweisen oder völligen Blockade im energetischen Funktionssystem des Körpers führt. Dadurch kann es zu Störungen auch in weit entfernten Körperbereichen kommen. Es können Krankheiten entstehen oder deren Ausheilung verhindert werden. Therapieversager durch Störfelder gibt es nicht nur in der Schulmedizin, sondern auch bei allen alternativen Therapieverfahren. Wenn z.B. eine wiederholte manuelle Therapie erfolglos bleibt, muss man annehmen, dass die eigentliche Primärstörung nicht das blockierte Gelenk ist, sondern dass dieses vielmehr die Folge einer vielleicht bisher nicht erkannten Primärstörung darstellt. Das Gleiche gilt für die Akupunktur. Werden vorhandene Störfelder bei der Therapie nicht berücksichtigt, bleibt z.B. eine Asthmabehandlung über lungenwirksame Punkte häufig wirkungslos. Das zugrundeliegende Problem kann z.B. bei einer chronischen Nebenhöhlenentzündung ein Zahnstörherd oder eine Schadstoffbelastung sein. Die häufigsten Ursachen für Störfelder sind chronische Entzündungen, Narben und toxische Einflüsse.

Am offensichtlichsten und am besten verständlich ist die Störwirkung von Narben. Die Schädigung des Gewebes durch einen Operationsschnitt, durch Verletzungen oder Verbrennungen führt zu einer Beeinträchtigung oder Unterbrechung des Energieflusses im Gewebe. Die Zellen sind an dieser Stelle nicht mehr in der Lage, ein normales Ruhepotential aufzubauen. Es kommt zu einer Dauerdepolarisation mit einem ständigen elektrischen „Störfeuer". Die Narbe wird damit zum Störherd. Alle Narben, auch innere Narben können auf diese Weise zum Störherd werden. Oft ist es nur ein kleiner Teil der Narbe, besonders dort, wo die Haut lange offen war, z.B. Drainagenarben, oder wo eine schlechte Heilung stattfand mit Entzündungen oder Keloidbildung (verdickte Narben). Die entzündlichen Störherde versetzen den Körper in eine Dauerentzündungsbereitschaft. Am häufigsten finden wir sie im Bereich des Kopfes in Form einer chronischen Entzündung der Nasennebenhöhlen oder als Zahnstörherde. Ein Zahnstörherd kann verursacht werden durch Karies, durch Entzündung des Kieferknochens, Entzündungen und Granulome (Zellwucherungen) an toten Zähnen, Restentzündungen an Kieferleerstellen nach Entfernung des Zahns. Auch zahnmedizinisch optimal versorgte Zähne können eine Störwirkung entfalten, vergleichbar einem Narbenstörherd.

Bei den Schadstoffstörfeldern steht Amalgam immer noch an erster Stelle, gefolgt von Palladium und anderen Schwermetallen und verschiedenen Lösungsmitteln, vor allem Formaldehyd.

Im Rahmen der Ohrakupunktur kann man über Störfeldhinweispunkte klären, ob Störfelder vorhanden sind und wenn ja, wie stark die Störwirkung ist. Dann erfolgt ebenfalls mit dem RAC die Zuordnung der Störherde entsprechend ihrer Stärke.

Im Rahmen dieser Diagnostik stößt man gelegentlich auf Störfelder im weiteren Sinne. Es handelt sich um die psychischen Störfelder. Am häufigsten findet man den auf dem Herz-Meridian liegenden Depressions- oder Kummerpunkt. Ein solches Störfeld ist fast immer ein Zufallsbefund. Wenn man gezielt nachfragt, erzählt der Patient schließlich von privaten oder beruflichen Konflikten oder Schicksalsschlägen im Familien- oder Bekanntenkreis. Diese meist verdrängten Sorgen und Konflikte führen zu einer Verschlechterung des Gesamtzustandes des Patienten oder zu körperlichen Beschwerden wie z.B. Rücken- oder Kopfschmerzen.

Im Rahmen der Akupunktur sollten alle starken Störherde mit einer Goldnadel behandelt werden. Liegen Schadstoffstörfelder vor, sollten Leber- und Nierenpunkte genadelt werden, um die Ausscheidung zu verbessern. Störfelder und Schadstoffbelastungen führen zu einem erhöhten Bedarf an Vitaminen und Spurenelementen. Führt man dem Körper die entsprechenden Stoffe zu, nimmt die Störwirkung ab. Am effektivsten kann man diese Therapie einsetzen, wenn alle verwendeten Präparate mit der unten beschriebenen bioenergetischen Testmethode auf Verträglichkeit, Wirksamkeit und Notwendigkeit überprüft werden.

Nach den Schmerzpunkten und den Störfeldpunkten untersucht man mit dem RAC Hauptenergiepunkte und sogenannte Kardinalpunkte. Die Auswahl kann aufgrund des vorhandenen Beschwerdebildes erfolgen, sollte jedoch unbedingt mit dem Nogier-Reflex überprüft werden. Nur Hauptenergiepunkte, die einen starken Reflex bei der Untersuchung zeigen, sind auch wirklich behandlungsbedürftig. Diese Punkte bewirken eine energetische Stabilisierung und Stärkung des Patienten. Die Bereiche Symptomatik, Störfelder und Hauptenergiepunkte werden als die drei Säulen der Akupunktur bezeichnet. Erst durch die Berücksichtigung aller drei Säulen kann die für den Patienten optimale Wirkung erzielt werden.

Es besteht die Möglichkeit Ohr- und Körperakupunktur zu kombinieren. Aus pragmatischen Gründen erfolgt die Diagnostik meist am Ohr, da hier alle Punkte für den Behandler bequem in Reichweite liegen. Bei der Therapie dürfen Ohr- und Körperpunkte nicht frei miteinander kombiniert werden. Man entscheidet sich zunächst für ein Nadelprogramm am Ohr oder am Körper. Zur Verstärkung der Wirksamkeit können nun eine oder mehrere Nadeln für denselben Körperbereich zusätzlich in der jeweils anderen Akupunkturform genadelt werden. In der Praxis wird häufig folgendermaßen vorgegangen: Nach einer vollständigen Ohrakupunktur überprüft man, ob über einem starken Narbenstörherd noch eine Reststörung vorliegt. Diese Narbe wird dann zusätzlich mit ein oder zwei Körpernadeln behandelt oder eventuell unterspritzt (Neuraltherapie).

Laserakupunktur

Die Laserakupunktur wurde von Nogier und Bahr entwickelt. Es kommen Leistungsstärken von 10 bis 30 mW zum Einsatz. Die Leistungsstärke des Akupunkturlasers liegt damit deutlich über der Stärke der in der Kosmetik verwendeten Lasergeräte, ist aber wesentlich schwächer als die der chirurgischen Laser. Der Laser kommt in der Ohrakupunktur sehr häufig zum Einsatz, sowohl für die Diagnostik als auch für die Therapie. Bei der Behandlung von Babies und Kleinkindern ist der Akupunkturlaser unerlässlich, denn er ermöglicht eine schmerzfreie Akupunktur ohne Einsatz von Nadeln. Beim Erwachsenen wird der Laser meist zusätzlich zum Nadelprogramm eingesetzt.

Zunächst ein paar grundlegende Anmerkungen. Laserlicht ist monochromatisch, d.h. alle Lichtquanten haben die gleiche Wellenlänge. Die Strahlung ist parallel und kohärent. Im Gegensatz dazu hat normales Licht ein breites Spektrum verschiedener Wellenlängen, divergiert nach allen Seiten und hat große Phasenunterschiede. Dieser kohärente Laserstrahl scheint besonders geeignet zu sein, Inkohärenzen eines Lebewesens zu beseitigen.

Der gesunde Körper hat überall denselben Schwingungszustand; diese gleichmäßige elektrische Schwingung bezeichnet man als kohärent. Man geht davon aus, dass in den Akupunkturmeridianen bestimmte Frequenzen selektiv optimal weitergeleitet werden, dass Meridiane also sogenannte Wellenleiter sind. Im Laserlicht liegt, wie oben beschrieben, ein Zustand ‚höherer Ordnung' vor. Diese lässt sich durch Einstrahlung auf bestimmte Akupunkturpunkte auf den Körper übertragen. Laserstrahlen mit roten und vor allem infraroten Wellenlängen können verhältnismäßig gut eindringen, da sich in diesem Spektralbereich eine sehr hohe Transparenz der Zellsubstanz zeigt. Die Absorption des Laserstrahls in tieferen Zellschichten kann als Erregungsstoß angesehen werden. Dabei nimmt das Atom ein Photon mit der passenden Energie auf, wodurch es auf ein höheres Energieniveau gebracht wird. Diese Energie kann in Form von verschiedenen Kollektivanregungen ins Innere des Lebewesens weitergeleitet werden. Atome und Moleküle können also durch Laserlicht selektiv angeregt werden. Die angeregten Atome gehen in den normalen Zustand zurück, indem sie ihre Energie wieder abgeben, entweder durch Umwandlung in kinetische Energie (Stöße), oder durch das Aussenden eines Emissionsspektrums. Die bestrahlte Materie wird damit selbst strahlend im Sinne der optischen Resonanz. Dies könnte auch den akupunkturähnlichen Effekt des Laserlichts erklären. Akupunkturnadeln verursachen an ihrer Einstichstelle einen umschriebenen Zellentod. Man nimmt an, dass dieser Zellentod eine ansteigende, spezifische ultraschwache Photonenemission bewirkt, die über die Meridiane eine Heilwirkung auslöst.

In der Laserakupunktur führt ein verhältnismäßig kleiner Reiz zu einer starken Wirkung, da Eigenresonanzen angesprochen werden.

Wir kommen nun zu den verwendeten Laserfrequenzen. Es

Laserakupunktur

ist möglich mit dem Akupunkturlaser mit frei programmierbaren Frequenzen von 1 bis 9.999 Hz zu arbeiten. In der Praxis bewährt haben sich die Frequenzen von 1 bis 7 nach Bahr und die Frequenzen von A bis G nach Nogier. Einige häufig verwendete Frequenzen möchte ich kurz vorstellen. Frequenz 1 (599,5 Hz) dient zum Aufsuchen der Schmerzpunkte. Frequenz 5 (9.592 Hz) ist die antioszillatorische Frequenz. Sie wirkt stabilisierend und wird für Kardianalpunkte und Hauptenergiepunkte verwendet. Frequenz A (292 Hz) ist die Frequenz der Unruhe und Desorganisation. Sie zeigt Störherde und Karzinome an. Die Frequenz B (584 Hz) ist die nutritive

Frequenz	Hertz	Zugeordneter Bereich	Therapeutischer Einsatz
1	599,5 Hz	Sympathikus	Symptompunkte
2	1199 Hz	Parasympathikus	Symptompunkte
3	2398 Hz	Konzeptionsgefäß	Hinweispunkte für Mineralien und Metalle
4	4796 Hz		Metalle
5	9592 Hz	Spezialfrequenz für Antioszillation = Stabilität	
6	149,875 Hz	Lenkergefäß	Hauptenergiepunkte
7	299,75 Hz	Konzeptionsgefäß	Hauptenergiepunkte

Tab.2: Die Frequenzen 1–7 in Hertz nach Bahr

Frequenz	Hertz	Zugeordneter Bereich	Therapeutischer Einsatz
A	292 Hz	Frequenz der Unruhe	Störherde
B	584 Hz	Nutritive Frequenz	Durchblutung der Organe und Gewebe
C	1168 Hz	Bewegungsapparat	Extremitäten Rücken
D	2336 Hz	Konzeptionsgefäß Lenkergefäß	Hauptenergiepunkte
E	4672 Hz	Rückenmark	Hals und Nacken
F	9344 Hz	Übergeordnete psychische Wirkung	Psychisch wirksame Punkte, Psychosomatik
G	146 Hz	Zentralnervensystem	Angst und Sorgen Depressionen

Tab.3: Die Frequenzen A–G in Hertz nach Nogier

Frequenz. Sie fördert die Durchblutung von Organen und Geweben und wird für sämtliche innere Organe benötigt. Die Frequenz C (1.168 Hz) ist die Frequenz des Bewegungsapparats. Sie wird an Armen und Beinen und über dem gesamten Rücken gefunden. Die Frequenz F (9.344 Hz) hat eine übergeordnete psychische Wirkung, vor allem bei depressiven Erkrankungen. Sie kann diagnostisch eingesetzt werden, um psychosomatische Beschwerden aufzudecken, wie das folgende Beispiel zeigt: Der Magen hat als inneres Organ normalerweise die Frequenz B. Findet man aber am Ohr nun einen aktiven Magenpunkt, der Resonanz zu Frequenz F hat, handelt es sich sehr wahrscheinlich um Beschwerden, die durch einen psychischen Konflikt ausgelöst wurden.

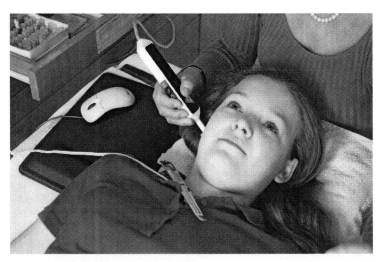

Abb. 25: Ohrakupunktur mit dem Laser

Die bioenergetische Testung

Unter einer bioenergetischen Testung versteht man eine Untersuchung, die am menschlichen Körper durchgeführt wird und den Körper und sein Energiefeld sozusagen als Anzeigeinstrument nutzt. Bei der Elektro-Akupunktur nach Voll (EAV) wird die Veränderung des Hautwiderstandes gemessen, die Kinesiologie testet die Stärke der Muskulatur, in der Ohrakupunktur verwendet man die Ausrichtung der längsgerichteten elektrischen Schwingungen des Energiefeldes als Anzeiger für verschiedene Testungen.

Der Physiker Prof. Fröhlich veröffentlichte 1981 eine Theorie, die als Ergebnis kohärente, also longitudinale elektrische Schwingungen in lebenden Organismen vorhersagt. Voraussetzung dafür ist die ständige Zufuhr von Energie aus dem Stoffwechsel. Diese Schwingungen sind im Körper und in seiner unmittelbaren Umgebung vorhanden. Für die bioenergetische Testung im Rahmen der Ohrakupunktur wird ein Polarisationsfilter verwendet. Es handelt sich um ein in der Fotografie übliches Filter aus gestreckter Plastikfolie, das nur für in einer Richtung schwingendes Licht durchlässig ist. Beim Fotografieren wird durch dieses Polarisationsfilter polarisiertes Licht beseitigt, d.h. Dunst und Reflexionen erscheinen nicht auf dem Foto, es entsteht ein klareres und schärferes Bild.

Die Verwendung des Polfilters für medizinische Testungen wurde 1983 von Bahr vorgestellt. Er hatte nach mehreren Versuchen mit verschiedenen Polarisationsfiltern die Arbeitshypothese aufgestellt, dass der Gesunde ein parallel zur Körperlängsachse längsgerichtetes Polarisationsmuster seines Energiefeldes besitzt. Dreht man das Polfilter im Abstand von 10 bis 20 Zentimeter über dem Körper des Patienten hin und her, tritt in einer bestimmten Stellung ein maximaler Pulsreflex auf. Dieses Polarisationsphänomen war bereits von Nogier entdeckt worden, doch erst die Untersuchungen von Bahr ermöglichten den Einsatz bei der Untersuchung von Patienten und der Testung verschiedener Substanzen. Es konnte nicht sicher geklärt werden, warum es zum Auftreten eines Pulsreflexes beim Drehen des Polfilters kommt. Wahrscheinlich handelt es sich um ein Reflexionsphänomen. Denn wenn man die Reflexion durch einen hinter das Polfilter geklebten Spiegel verstärkt, kommt es zu einer deutlichen Verstärkung des Pulsreflexes.

Lokale Störungen wie z.B. ein Abszess führen zu einer Störung des längsgerichteten Energiefeldes. Es kommt zu schrägen oder queren Schwingungsebenen über dem betroffenen Bereich oder über dem gesamten Körperteil. Beim längsgerichteten Polarisationsmuster spricht man von einem 0°-Feld, beim quergerichteten Schwingungsmuster von einem 90°-Feld. Die dazwischen liegenden Übergänge werden meist auf 10° genau abgeschätzt. Bei schweren Störungen weicht der Winkel des gedrehten Polfilters über dem gesamten Körper von der Längsachse ab, d.h. auch über gesunden Körperteilen. Je schwerer die Erkrankung des Patienten ist, desto stärker ist die Abweichung des längsgerichteten Energiefeldes. Das schlechteste Testergebnis ist ein quergerichtetes Energiefeld. Dieser Befund weist auf eine Tumorerkrankung hin.

In der Praxis werden zunächst die Voruntersuchungen, wie oben beschrieben, durchgeführt und eventuell vorhandene Untersuchungshindernisse beseitigt. Meist ist der Patient erst nach Nadelung eines oder mehrerer Störfelder testfähig. Die Erdung bleibt während der gesamten Testung am Patienten. Als erstes wird das globale Energiefeld durch Drehen des Polfilters über der Stirn des Patienten beurteilt. Anschließend wird das Energiefeld über dem gesamten Rumpf beurteilt, um eine möglicherweise im Frühstadium befindliche Tumorerkrankung auszuschließen. Die beste Ausgangssituation für alle Testungen ist ein 0°-Feld. Bei leichten Abweichungen ist es nützlich, zunächst die Akupunktur durchzuführen, denn dadurch kommt es dann meist zur Normalisierung des Energiefel-

Die bioenergetische Testung

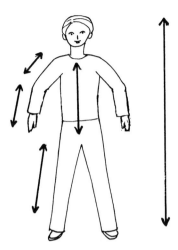

Abb. 26: Longitudinales
Polarisationsmuster beim Gesunden

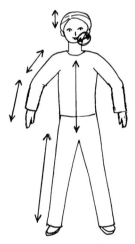

Abb. 27: Lokale Störung
des Polarisationsmusters
durch Abszess im Kiefer

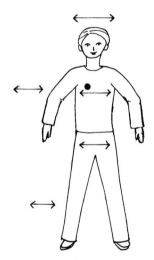

Abb. 28: Globale Störung
des Polarisationsmusters
bei einer Krebserkrankung,
z. B. Bronchial-Carcinom rechts

des. Auf die abweichende Testsituation bei Tumorpatienten möchte ich hier nicht näher eingehen.

Die Testsubstanzen werden auf den Körper aufgelegt. Die Auflage kann ohne Behälter oder in Glasröhrchen oder Glasschüsselchen erfolgen. Nach dem Auflegen kommt es für ca. eine Minute durch die Schwingung der Testsubstanz zu einer Veränderung des Energiefeldes des Patienten. Innerhalb dieser Zeit kann eine mögliche Veränderung der Polarisationsachse bestimmt werden. Die Erfahrung hat gezeigt, dass eine Auflage von Substanzen in der Testsituation oberhalb der Halslinie wie Wegnahme der Substanzen wirkt, eine Auflage unterhalb der Halslinie dagegen wie eine Zufuhr der Testsubstanz wirkt. Man spricht von peripherer Auflage auf den Körper als Zufuhr in der Mikroinformation (Testsituation) sowie von zentraler Auflage als Wegnahme in der Mikroinformation. Die Ursache dieser unterschiedlichen Testsituation ist nicht sicher geklärt. Möglicherweise besteht ein Zusammenhang mit der

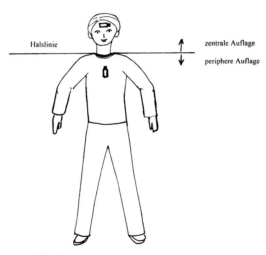

Abb.29: Zentrale und periphere Auflage

Versorgung der Hautnerven oberhalb der Halslinie durch sensible Nerven aus dem Bereich des Hirnstamms (Hirnnerven) und der Versorgung der Hautnerven unterhalb der Halslinie durch Rückenmarksnerven (periphere Nerven).

Bei der Testung von Medikamenten gewinnt man bei peripherer und zentraler Auflage des Medikaments unterschiedliche Informationen. Gibt man dem Patienten das Medikament in die Hand, sollte das Energiefeld auf 0° bleiben bzw. ein schräges Energiefeld gerade werden. Das bedeutet, dass dieses Medikament für den Patienten verträglich ist. Es werden keine allergischen Reaktionen oder Unverträglichkeitsreaktionen auftreten. Über mögliche, auftretende Nebenwirkungen kann durch diese Testung keine Aussage gemacht werden. Wird das Energiefeld verbessert, d.h. es wird gerade oder vergrößert sich (der Pulsreflex ist auch noch bei größerem Abstand des Polfilters zum Patienten festzustellen), so handelt es sich um ein für den Patienten nützliches Medikament. Bei peripherer Auflage ist es jedoch schwierig, das für den Patienten optimale Medikament auszutesten. Dafür benötigen wir die zentrale Auflage. Wenn ich dem Patienten ein für ihn dringend benötigtes Medikament in der Mikroinformation wegnehme, wird das Energiefeld sehr schlecht, d.h. es wird quer und es ist nur noch knapp über der Stirn des Patienten zu bestimmen. Wenn man also auf der Suche nach dem für den Patienten optimal geeigneten Medikament ist, sucht man nach dem Medikament, das bei Auflage auf die Stirn das schlechteste Energiefeld verursacht.

Die Testung von Nahrungsmitteln erfolgt vor allem durch periphere Auflage. Die Nahrungsmittel sollten in der Form getestet werden, in der sie auch gegessen werden, d.h. Obst und Gemüse gewaschen und eventuell geschält, ohne Kerne oder Steine. Nimmt der Patient ein Glas mit dem betreffenden Nahrungsmittel in die Hand, sollte sich das Energiefeld nicht verschlechtern. Dreht sich das Feld auf 30°, liegt eine leichte Unverträglichkeit vor. Bei Werten von 30 bis 60° liegt eine mittelgradige Unverträglichkeit vor. 60 bis 90° bedeutet eine starke Unverträglichkeit. Bei Vorliegen einer Allergie ergibt die Testung immer eine Drehung auf 90° (queres Energiefeld). Diese Testmethode auf Unverträglichkeiten ist sehr empfindlich, d.h. auch leichte Unverträglichkeiten werden zuverlässig angezeigt. Zu beachten ist allerdings, dass das Energiefeld auch durch Verunreinigungen oder Zusatzstoffe beeinflusst werden kann, z.B. Spritzmittel aus der konventionellen Landwirtschaft, Schwermetallbelastungen in Fisch oder Fleisch sowie Rückstände von Medikamenten, die in der Nutztierhaltung verwendet werden.

Darüber hinaus können die verschiedensten negativen Einflüsse über die Veränderungen des longitudinalen Energiefeldes beurteilt werden. Z.B. geopathogene Zonen (Wasseradern), Elektrosmog, Belastungen durch Schmuckstücke oder Quarzuhren, Unverträglichkeit von Zahnmaterial, usw. Das menschliche Energiefeld ist ein hochsensibles und hochvalides Testinstrument. Hochsensibel bedeutet, dass auch gering schädigende Einflüsse nachgewiesen

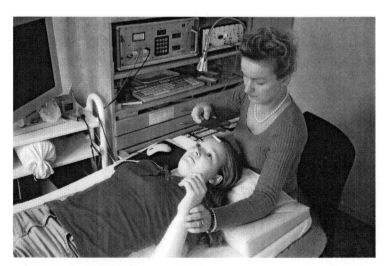

Abb.30: Testung mit zentraler Auflage

werden können. Hochvalide bedeutet, dass diese Einflüsse sich auch wirklich negativ auf den menschlichen Körper und seinen Gesundheitszustand auswirken können. Im Vergleich zu den übrigen bioenergetischen Testverfahren ist die Testung mit Polarisationsfilter und Nogier-Reflex die genaueste Methode mit den differenziertesten Ergebnissen.

Literatur

Frank Bahr: Einführung in die wissenschaftliche Akupunktur (vieweg, 1992), Kursskripten Aurikulomedizin und Körperakupunktur (1.–4.Stufe).
Willi Buchholz: Bildatlas der französischen Ohrakupunktur (D. Münks Verlag f. Medizin, 1994).
Carl Hermann Hempen: dtv-Atlas zur Akupunktur (dtv., 1995).

Kapitel 2: Homöopathie

Von der kritischen Naturwissenschaftlerin zur begeisterten Homöopathin

Noch zu Beginn meiner Ausbildung in Akupunktur hielt ich von Homöopathie nicht viel oder besser gesagt gar nichts. Ich teilte die Meinung der universitären Medizin, dass die homöopathischen Medikamente wegen ihrer hohen Verdünnung unwirksam sein müssen. Ab einem gewissen Verdünnungsgrad, nämlich der Potenz D 30 und höher, enthält das jeweilige Medikament kein einziges Molekül der Ausgangssubstanz mehr. Was sollte bei einem derart verdünnten Medikament heilsam wirken?

In einem der fortgeschrittenen Akupunktur-Kurse erlernten wir schließlich die Testung mit dem Polfilter, wie ich sie im letzten Kapitel beschrieben habe. Nach dieser Methode wurden auch homöopathische Mittel getestet. Zu meinem großen Erstaunen führten für den Patienten passende Medikamente zu sehr starken Veränderungen des Energiefeldes. Bei Auflage auf den Kopf drehte sich das Feld von 0° auf 90°, bei Auflage auf den Körper wurde das Energiefeld deutlich höher. Wie konnte es nur zu solchen Veränderungen kommen, wenn sich in dem Teströhrchen doch nur Zuckerkügelchen befanden? Diese überraschenden Testergebnisse bei den vorgestellten Patienten und deren Krankengeschichten mit beeindruckenden Therapieerfolgen weckten mein Interesse an der Homöopathie.

Mein Mann vollzog etwa zur gleichen Zeit einen ebenso grundlegenden Meinungswechsel zu diesem Thema. Gemeinsam begannen wir unsere homöopathische Ausbildung. Das Thema unseres ersten Homöopathiekurses war die klassische homöopathische Therapie mit Hochpotenzen. Die vorgestellten Therapiemöglichkeiten weckten bei uns beiden große Begeisterung für diese Methode. Drei Jahre später schlossen wir unsere homöopathische Ausbildung mit einer gemeinsamen Prüfung ab.

Für den Anfänger ist die Wahl der richtigen homöopathischen Mittel sehr schwierig. Durch die Testung der Medikamente im Rahmen der Ohrakupunktur konnten wir unsere therapeutischen Überlegungen überprüfen und gewannen so rasch an Sicherheit. Wir wagten es, bereits während unserer Ausbildung stark wirksame homöopathische Mittel in hohen Potenzen zu verwenden. Die Kontrolle durch die Testung gestattete uns auch die Therapie von Familienangehörigen. Das wird von Homöopathieschülern sonst meist vermieden, weil es schwer fällt, Angehörige aufgrund von Gesprächen objektiv zu beurteilen und eine entsprechende Medikamentenauswahl zu treffen. So konnten wir am eigenen Leib erfahren, was Homöopathie bewirken kann. Wir erlebten sowohl bei unseren Angehörigen als auch bei uns selbst erstaunliche Heilungen, aber auch so manche Probleme, die mit homöopathischer Therapie verbunden sind. Bei meiner späteren Arbeit in der Praxis konnte ich immer wieder auf diese persönlich erlebten Erfahrungen der ersten Jahre zurückgreifen.

Wie in der Akupunktur, therapierten mein Mann und ich uns auch gegenseitig mit homöopathischen Medikamenten. Durch homöopathische Mittelgaben verschwand bei mir selbst ein beidseitiges Carpaltunnel-Syndrom, das starke Handgelenksschmerzen verursacht hatte. Allerdings flammte einige Monate später die Neurodermitis meiner Kindheit wieder auf, die damals mit kortikoidhaltigen Hautcremes behandelt worden war. Die Therapie dieser Hauterkrankung gestaltete sich sehr schwierig. Mehr über die Therapie solcher Reaktionen finden Sie im folgenden Kapitel.

Die Geschichte der Homöopathie

Der Begriff Homöopathie ist zusammengesetzt aus zwei griechischen Worten, *homoios* – ähnlich und *pathein* – leiden. Die homöopathische Therapie wurde von dem deutschen Arzt Dr. Samuel Hahnemann entwickelt. Er entdeckte 1790 das Simile-Prinzip, die Grundlage der homöopathischen Lehre.

Der erste Schritt war der berühmte Selbstversuch mit Chinarinde. Bei der Übersetzung der Arzneimittellehre des englischen Pharmakologen Cullen stieß er auf dessen Beschreibung der Wirkung von Chinarinde. Er zweifelte so sehr an der beschriebenen Wirkung, dass er sich entschloss, als Gesunder selbst eine Probe pulverisierter Chinarinde einzunehmen. Hahnemann bekam Fieber in einer ihm bekannten charakteristischen Art. Das Fieber war der Malaria sehr ähnlich, die er selbst durchgemacht hatte. Chinarinde wurde damals zur Behandlung der Malaria eingesetzt. Hahnemann hat diesen Versuch selbst mehrfach wiederholt und hat ihn auch von seiner Familie und von Bekannten immer wieder mit demselben Resultat durchführen lassen. Daraufhin prüfte er weitere Arzneipflanzen, die ihm bereits bekannt waren, z. B. Belladonna (Tollkirsche). Immer wieder beobachtete er, dass ein Gesunder dieselben Symptome bekam, die die jeweilige Pflanze beim Kranken zu heilen vermochte. Er bezeichnete diese Tatsache als Ähnlichkeits-Gesetz oder Simile-Prinzip. Die Ergebnisse seiner Arzneiprüfungen und seiner Überlegungen zu diesem Phänomen veröffentlichte Hahnemann 1796 in einer der angesehensten medizinischen Zeitschriften dieser Zeit. 1796 gilt damit als Geburtsjahr der Homöopathie.

Wer war nun Samuel Hahnemann, der Begründer der Homöopathie? Er wurde 1755 in Meißen als Sohn eines Porzellanmalers geboren. Die Familie lebte in recht ärmlichen Verhältnissen und so hatte der Vater kein Verständnis für die Studienwünsche seines Sohnes Samuel. Trotzdem begann Hahnemann sein Medizinstudium in

Leipzig und verdiente seinen Lebensunterhalt durch Sprachunterricht und Übersetzungen. Nach einem kurzen Auslandsstudium in Wien und einer Hausarztstelle beim Statthalter von Siebenbürgen erwarb er den medizinischen Doktorgrad an der Universität Erlangen. Während er bereits als niedergelassener Arzt tätig war, absolvierte er in Dessau zusätzlich eine Apothekerlehre. In dieser Zeit gab er ein Apothekerlexikon heraus, in dem er seine detaillierten Kenntnisse der Arzneiwirkung von Pflanzen niederlegte. In den folgenden Jahren wechselte er alle ein bis zwei Jahre den Wohnort. In diesen Jahren bekam er von seiner ersten Frau 11 Kinder. Seine große Familie musste sich an vielen Arzneimittelprüfungen beteiligen. Er prüfte im Laufe von 20 Jahren über 100 Substanzen.

Als Quintessenz seiner Untersuchungen formulierte er seine Simile-Regel: *Similia similibus curentor* – Ähnliches möge durch Ähnliches geheilt werden. 1810 erschien sein Hauptwerk „Organon der Heilkunst". In diesem Buch formulierte er das ganze Lehrgebäude der Homöopathie. Dieses Buch erreichte zu seinen Lebzeiten fünf Auflagen und wurde von Mal zu Mal ergänzt und verbessert. Es folgten zwei weitere, wesentliche Werke, die „Reine Arzneimittellehre", in der Hahnemann die Arzneimittelbilder der Pflanzen, die er und seine Anhänger geprüft haben, beschreibt. Später erschien das Buch „Die chronischen Krankheiten". Hier beschrieb er seine Vorstellungen von der Entstehung chronischer Krankheiten.

Durch seine Forschungen und seine Veröffentlichungen baute Hahnemann ein völlig neues medizinisches System auf. An den Universitäten wurde damals nur theoretisches Wissen gelehrt. Es wurde nicht mit Patienten gearbeitet. Die Behandlung von Kranken erfolgte durch Aderlässe, Erbrechen und Abführmittel. Als Arzneimittel wurden starke Gifte, wie Arsen und Quecksilber eingesetzt. Eine Pharmakologie, wie wir sie heute kennen, existierte noch nicht. Wenn man diese Ausgangslage berücksichtigt, wird klar, welche bahnbrechenden Veränderungen die homöopathische

Lehre für die damalige Arzneitherapie darstellte. Entsprechend kritisch bis feindlich waren die Reaktionen der zeitgenössischen Ärzte und Apotheker. Die Auseinandersetzung über die Richtigkeit seines therapeutischen Ansatzes schwelt bis heute weiter. Dabei wird meist übersehen, dass Hahnemann selbst das Simile-Prinzip nicht für ein ehernes Naturgesetz, sondern für eine Handlungsmaxime hielt.

Der Zulauf der Patienten richtete sich nach dem Erfolg einer Heilmethode. Hahnemann hatte immer mehr Patienten und konnte ab ca. 1800 eine rein homöopathische Praxis führen. In der Therapie war er experimentierfreudig. Nicht immer hielt er sich an die strengen Leitlinien seiner eigenen Bücher. Z.B. verordnete er gelegentlich Doppelmittel, obwohl er eigentlich im „Oraganon der Heilkunst" die Gabe von Einzelmitteln fordert. Nach dem Tod seiner ersten Frau heiratete er als Achtzigjähriger eine 45 Jahre jüngere französische Künstlerin und zog mit ihr nach Paris, wo er in der dortigen feinen Gesellschaft zum bekannten Modearzt wurde. 1843 verstarb er in Paris mit 88 Jahren.

Von verschiedenen Ärzten in allen Teilen der Welt wurden weitere Arzneimittel getestet und die dabei gewonnenen Erfahrungen in vielen Büchern niedergelegt. In der zweiten Hälfte des 19. Jahrhunderts war die Homöopathie in den USA sehr verbreitet. In der heutigen Zeit wird weltweit homöopathisch behandelt. Besondere Verbreitung hat die Homöopathie in Indien gefunden. Auch heute noch wird die Homöopathie von vielen Ärzten nicht verstanden und abgelehnt. Wer jedoch einmal erfahren hat, welche hervorragenden Therapieerfolge durch die Homöopathie möglich sind, wird nicht wieder auf sie verzichten wollen.

Die homöopathischen Arzneimittel

Als Ausgangsmaterial für die Herstellung homöopathischer Arzneimittel werden ausschließlich Naturstoffe verwendet. Die weitaus meisten davon werden aus Pflanzen gewonnen (ca. 85 bis 90%). Die Ausgangssubstanzen für die übrigen Arzneimittel nimmt man aus dem Tierreich oder dem Bereich der Mineralien. Für die Herstellung eines pflanzlichen Arzneimittels werden entweder die Wurzeln, die Stängel, die Blätter, die Blüten, die Samen oder auch die ganzen Pflanzen verwendet. Diese werden zunächst zerkleinert und dann mit Alkohol als Lösungsmittel versetzt. Alkohol löst fast alle Wirkstoffe aus den Pflanzen heraus und wirkt gleichzeitig konservierend. Nach einer gewissen Zeit wird das Pflanzen-Alkohol-Gemisch abfiltriert. Werden schwer lösliche oder nicht lösliche Stoffe verarbeitet, werden diese zunächst zermahlen. Danach wird unter Beimengung von Milchzucker nach genauen Arzneimittelrezepten weiter verrieben.

Es folgt der homöopathische Potenzierungsvorgang. Als Ausgangslösung wird die Urtinktur verwendet. Das ist die aus dem Alkohol-Pflanzen-Gemisch gewonnene Lösung. Es wird nun ein Gewichtsanteil der Urtinktur mit neun Gewichtsanteilen des vorgeschriebenen Alkohols vermischt und zehnmal kräftig verschüttelt. Das heißt, die Flasche wird kräftig auf eine feste, federnde Unterlage geklopft. Die gewonnene Mischung hat die Potenz D1. Als nächster Verdünnungsschritt wird dann ein Gewichtsanteil der D1 mit neun Gewichtsanteilen Alkohol vermischt und wiederum kräftig verschüttelt. Man erhält dadurch die D2. Dieser Vorgang kann beliebig oft wiederholt werden. Bei der Verreibung wird entsprechend vorgegangen. Es wird jeweils ein Gewichtsteil der Verreibung mit neun Gewichtsteilen Milchzucker nach einem ganz bestimmten Verfahren verrieben. Nachdem so eben beschriebenen Potenzierungsvorgang erhält man die D-Potenzen (Dezimalpotenzen). Bei den C-Potenzen (Centisemalpotenzen) beträgt das Mischungsverhältnis 1:100 und die jeweilige Potenz wird zehnmal verschüttelt. Bei der Herstellung der Q-Potenzen oder LM-Potenzen (die Verdünnungsschritte sind jeweils 1:50000) wird beim Potenzieren immer wieder zwischen fester und flüssiger Zubereitung gewechselt.

Die Dosierung der homöopathischen Arzneimittel wird individuell vorgenommen. Es gibt jedoch ein paar Grundregeln, die ich hier kurz darstellen möchte: Für die niedrigen Potenzen gilt die 12er Regel, das heißt, eine D 12 wird einmal pro Tag gegeben, die D 6 zweimal pro Tag (2 × 6 = 12), die D 4 wird dreimal pro Tag gegeben (3 × 4 = 12). Mittlere Potenzen werden meist 1–3 mal pro Woche verordnet. Bei den Hochpotenzen hängt die Dosierung davon ab, ob es sich um ein Akutmittel handelt oder um ein Konstitutionsmittel.

Bis heute sind ca. 3000 bis 4000 homöopathische Arzneimittel bekannt. Etwa 200 davon wurden im Rahmen einer Arzneimittelprüfung sehr genau untersucht. Die Arzneimittelprüfung wurde bereits von Hahnemann eingeführt. Der oben beschriebene Chinarindenversuch war seine erste Arzneimittelprüfung. Auch heute noch werden homöopathische Medikamente im Rahmen von Arzneimittelprüfungen auf ihre Wirksamkeit hin untersucht. Dabei nehmen gesunde Personen eine ihnen unbekannte homöopathische Arznei über einen bestimmten Zeitraum ein und beobachten die Auswirkungen des homöopathischen Mittels. Es werden grundsätzlich immer nur Einzelmittel in homöopathisch potenzierter Form geprüft. Als Prüfer sind nur gesunde, beschwerdefreie Personen geeignet. Diese entwickeln im Laufe des zeitlich begrenzten Einnahmezeitraums alle möglichen Beschwerden oder Veränderungen. Diese Symptome werden sorgfältig gesammelt und ausgewertet. Das Ergebnis der beschriebenen Arzneimittelprüfungen ist das Arzneimittelbild. Nach eingehender Prüfung des Mittels sind sowohl dessen Wirkungen im körperlichen als auch im vegetativen und psychischen Bereich bekannt.

Von den übrigen ca. 3000 homöopathischen Mitteln kennen wir nur sogenannte ‚bewährte Indikationen'. Darunter versteht man eine medizinische Diagnose oder einen Beschwerdekomplex, zu dessen Behandlung dieses homöopathische Arzneimittel bereits in vielen Fällen mit gutem Erfolg eingesetzt wurde.

Unter dem Arzneimittelbild versteht man die Summe aller Symptome, die eine homöopathische Arznei beim Gesunden hervorrufen kann, bzw. es ist die Summe aller Symptome, bei denen wir dieses Medikament beim Patienten einsetzen können. Die Beschreibung der Arzneimittelbilder findet sich in den Arzneimittellehren verschiedener Autoren. Die dort niedergelegten Beschreibungen umfassen die Beobachtungen der Arzneimittelprüfungen, toxikologische Beschreibungen, das heißt Erfahrungen, die man bei akuten oder chronischen Vergiftungen durch die entsprechende Substanz gewonnen hat sowie die Erfahrungen aus verschiedenen Krankheitsverläufen und Behandlungsergebnissen. Die Arzneimittelbilder beinhalten meist körperliche und psychische Veränderungen durch das entsprechende homöopathische Mittel.

Es werden niedrige, mittlere und hohe Potenzen unterschieden. Der Bereich von der D 1 bis zur D 15 wird als Niedrigpotenzen bezeichnet. Diese Arzneimittel werden mehrfach täglich, in akuten Erkrankungen auch stündlich, verabreicht. Die mittleren Potenzen reichen von der D 30 bis zur D 800. Diese werden alle 2–14 Tage gegeben. Ab der D 1000 sprechen wir von Hochpotenzen. Diese werden üblicherweise in römischen Zahlen bezeichnet, z.B. M für die D 1000. Bei den Hochpotenzen erfolgen fast immer Einmalgaben, das heißt nach Ende der Wirksamkeit des gegebenen Mittels erfolgt die Gabe eines anderen Arzneimittels oder desselben Arzneimittels in einer anderen Potenz. Die Wirkungsdauer reicht von einigen Tagen bis zu sechs Monaten.

Der Einsatz der niedrigen und mittleren Potenzen erfolgt symptomorientiert, das heißt ein bestimmtes Organ oder ein bestimmtes Beschwerdebild wird mit dem entsprechenden homöopathischen Mittel behandelt. Einsatzmöglichkeiten und Wirkungsweise der homöopathischen Niedrigpotenzen sind mit der naturheilkundlichen Phytotherapie (Pflanzenheilkunde) vergleichbar.

Der Einsatz von homöopathischen Hochpotenzen erfordert ein prinzipielles Umdenken bei der Verordnung der Arzneimittel. Die Hochpotenzen wirken immer ganzheitlich. Daher müssen alle Beschwerden des Patienten berücksichtigt werden und ebenso seine körperliche und geistige Gesamtverfassung. Werden die Hochpotenzen richtig gewählt, das heißt, ist das Mittel und die Potenz genau in Resonanz mit der Schwingung des Patienten, sind erstaunliche Therapieergebnisse möglich, die die therapeutischen Möglichkeiten der symptomorientierten Naturheilkunde weit übertreffen.

Wenn keine akuten Beschwerden im Vordergrund stehen, erfolgt die sogenannte Konstitutionstherapie. Das Konstitutionsmittel wirkt immer auf den ganzen Organismus, auf alle Organe sowie auf die vegetative und die geistig-seelische Ebene. Nebenwirkungen gibt es in der Homöopathie nicht. Berichtet ein Patient über unerwünschte Erscheinungen, handelt es sich meist um eine sogenannte Erstreaktion. Diese kann durch die erhöhte Aktivität des Immunsystems entstehen. Wenn frühere Erkrankungen mit unterdrückenden Maßnahmen oder Medikamenten behandelt wurden, so können die früheren Beschwerden kurzzeitig nochmals auftreten. Diese Erstreaktionen treten meist in den ersten Tagen nach der Mittelgabe auf. Viele Homöopathen betrachten dieses Wiederauftreten früherer Erkrankungen als Zeichen für eine gute Mittelwahl. Treten unerwünschte Veränderungen auf, die der Patient noch nicht kennt, handelt es sich möglicherweise um eine Reaktion im Sinne der Arzneimittelprüfung. Diese Erscheinungen können auftreten, wenn das gegebene Arzneimittel nur einen Teil der Beschwerden abdeckt. In diesem Fall sollte der Therapeut die Mittelwahl nochmals überdenken. Es ist aber auch möglich, dass eine niedrige oder eine mittlere Potenz über einen zu langen Zeitraum verordnet wurde. Kommt es im Laufe der Therapie zu einer deutlichen Besserung des Beschwerdebildes sollte die Therapie mit diesem Mittel sofort beendet werden, da sonst im Sinne der Arzneimittelprüfung dieselben Beschwerden erneut auftreten können. Es können auch andere Symptome des Arzneimittelbildes auftreten.

Sowohl im Falle einer echten Erstreaktion als auch im Falle von Reaktionen im Sinne der Arzneimittelprüfung sind diese unerwünschten Wirkungen nur von kurzer Dauer, hinterlassen keinerlei Dauerschäden und sind bei sorgfältiger Auswahl des homöopathischen Arzneimittels meistens nicht sehr ausgeprägt.

Für die Wahl des passenden homöopathischen Mittels muss der Patient sehr genau befragt werden. Bei akuten und chronischen Erkrankungen ist es wichtig, das Beschwerdebild sehr genau zu erfragen. Die Feststellung von Kopfschmerzen bedarf z.B. einer exakten Beschreibung, wo diese sind, z.B. im Hinterkopf oder hinter dem rechten Auge. Geklärt werden muss auch die Qualität des Schmerzes, also ob es ein brennender, bohrender oder stechender oder anders charakterisierbarer Schmerz ist. Wichtig ist auch die Information, ob die Beschwerden ständig vorhanden sind oder nur zu bestimmten Tageszeiten auftreten. Wichtige Hinweise auf das richtige homöopathische Mittel gewinnt man durch die Berücksichtigung der Modalitäten, das heißt jener Faktoren, die die Beschwerden lindern oder verschlechtern. Für unser Beispiel Kopfschmerzen wäre das z.B. Verschlechterung durch Lärm oder Besserung durch frische Luft, also Aufenthalt im Freien. Besondere Beachtung verdienen ungewöhnliche Modalitäten, das heißt eine Verschlechterung oder Verbesserung, die man so nicht erwarten würde; z.B. Linderung von Kopfschmerzen durch Lärm oder fettes Essen. Wenn Hochpotenzen zum Einsatz kommen sollen, muss man immer ganzheitlich arbeiten, das heißt, es müssen alle Beschwerden des Patienten berücksichtigt werden, nicht nur die Hauptbeschwerde, wie in unserem Beispiel die Kopfschmerzen, sondern auch die zur selben Zeit bestehenden Verdauungsstörungen oder möglicherweise vorhandenen Rückenschmerzen.

Bei langjährigen chronischen Beschwerden ist fast immer eine sogenannte Konstitutionstherapie erforderlich. Der Einsatz eines Konstitutionsmittels ist erforderlich, wenn gerade keine akuten Probleme im Vordergrund stehen. Das verabreichte Konstitutionsmittel regt nun das Immunsystem sehr stark an, es mobilisiert die Selbstheilungskräfte, um alle vorhandenen chronischen Störungen ausheilen zu können. Für diesen Heilungsprozess benötigt man oft ein ganzes Jahr oder sogar mehrere Jahre. Um das Konstitutionsmittel zu finden, braucht man weit mehr Informationen als für eine Akutbehandlung. Es muss eine homöopathische Anamnese erhoben werden. Diese sollte ein persönliches Gespräch zwischen Therapeut und Patient sein. Manche Homöopathen arbeiten mit Fragebögen. Beim Ausfüllen dieser Fragebögen gehen jedoch viele wichtige, nonverbale Informationen verloren. Es ist nicht nur wichtig, was der Patient erzählt, sondern auch wie er es erzählt. Der beste Einstieg in das Gespräch ist die Frage nach den Beschwerden des Patienten. Es werden hier dieselben Zusatzinformationen benötigt, wie für die Akutbehandlung beschrieben. Es folgen Fragen nach Schlaf- und Essgewohnheiten, Vorlieben und Abneigungen, Beruf und Freizeitbeschäftigungen, der Persönlichkeit und der Lebensgeschichte des Patienten. Die Auswertung der erhobenen Informationen nennt man die Repertorisation. Die Auswertung per Hand mit Hilfe verschiedener Repertorien erfordert auch für den geübten Homöopathen 2 bis 5 Stunden Arbeitszeit. Für eine homöopathische Erstanamnese stehen computergestützte Auswertungsprogramme seit Anfang der neunziger Jahre des letzten Jahrhunderts zur Verfügung, die den zeitlichen Aufwand für die Auswertung in etwa halbiert haben. Das Ergebnis der Auswertung sind in jedem Falle drei bis fünf in Frage kommende homöopathische Mittel. Man sollte nicht blindlings das an erster Stelle stehende Mittel verordnen, sondern auf Grund von therapeutischer Erfahrung und Kenntnis des Patienten und seiner Krankengeschichte das zum gegebenen Zeitpunkt beste Mittel auswählen.

Nach der Wahl des homöopathischen Mittels muss noch die entsprechende Potenz gewählt werden. Bei akuten Erkrankungen benötigt man meist Potenzen von der D 30 bis zur LM. In der Konstitutionstherapie liegt der Bereich höher, von der XM bis zur MM. Bei länger andauernden Konstitutionsbehandlungen werden immer wieder noch deutlich höhere Potenzen benötigt. Eine erneute Mittelgabe sollte erst erfolgen, wenn das zuvor gegebene Mittel nicht mehr wirkt. Die Wirkungsdauer der homöopathischen Hochpotenzen ist sehr unterschiedlich. Ein Akutmittel wirkt so lange, bis sich das Beschwerdebild verändert hat und dadurch ein neues Mittel erforderlich wird. Die Wirkdauer liegt zwischen einem und drei Tagen. Das im Anschluss gegebene Mittel kann erneut ein Akutmittel sein, es kann aber auch ein sog. Schwäche- oder Rekonvaleszenzmittel sein oder bereits ein Konstitutionsmittel, wenn sich der Patient schon weitgehend von der akuten Erkrankung erholt hat. In der Konstitutionstherapie ist die Dauer der Wirksamkeit der Hochpotenzen abhängig von der Potenz. Ein Mittel in der M oder XM wirkt ca. vier Wochen lang, eine LM ca. sechs Wochen, CM und DM ca. acht Wochen und eine MM oder höhere Potenzen zwei bis vier Monate lang. Diese Zeiträume werden meist um ca. einen Monat verlängert, um sicherzustellen, dass die Wirkung des laufenden Mittels nicht unterbrochen wird.

Diese Vorgehensweise bei der Wahl des homöopathischen Mittels, der Potenz und der Verordnung von Folgemitteln erklärt, warum man von einem guten Homöopathen eine langjährige Erfahrung in der Verordnungspraxis erwartet.

Die kontrollierte klassische Homöopathie

Prof. Frank Bahr entwickelte die Möglichkeit, homöopathische Arzneimittel im Rahmen der Ohrakupunktur auszutesten. Die Mittelwahl wird somit durch eine bioenergetische Testung kontrolliert. Die Wahl des passenden homöopathischen Mittels gestaltet sich oft schwierig, wie im vorhergehenden Abschnitt beschrieben. Die Möglichkeit, das Mittel durch eine sensible bioenergetische Testung zu überprüfen, stellt damit eine erhebliche Arbeitserleichterung und eine wesentliche Verbesserung der homöopathischen Therapie dar.

Eine aussagekräftige Testung ist nur möglich, wenn der Patient, wie im vorhergehenden Kapitel beschrieben, geerdet ist und wenn man Untersuchungshindernisse, wie Oszillation und Inversion ausgeschlossen hat, bzw. die zugrundeliegenden Störfelder durch Akupunktur behandelt hat. Ist der Patient ausreichend stabilisiert, kann man mit der Testung beginnen.

Der Homöopath ist auf der Suche nach dem am besten geeigneten homöopathischen Mittel, also dem Mittel, das den Beschwerden des Patienten am ähnlichsten ist, das heißt auf der Suche nach dem Simillimum. Getestet werden meist mehrere mögliche Arzneimittel, die für den Patienten in Frage kommen. Bei Auflage auf den Körper ist das Simillimum das Mittel, das bei Austestung mit dem Polfilter ein 0° Feld und ein sehr hohes Energiefeld ergibt. Da es sehr schwierig ist, das beste Energiefeld mit Höhen von 1 bis 1,5 Meter zu ermitteln, erfolgt die Testung fast immer durch Auflage auf den Kopf. Bei Wegnahme des für den Patienten besten Mittels wird das Energiefeld extrem klein und dreht auf 90°. Die Testung durch zentrale Auflage hat sich bewährt, da es mit einiger Übung leicht möglich ist, das homöopathische Mittel zu finden, das bei Drehung des Energiefeldes auf 90° zusätzlich die geringste Höhe des Energiefeldes bewirkt. Das Energiefeld schrumpft bei zentraler Auflage auf Werte zwischen 1 und 5 Zentimeter, manchmal bricht es sogar soweit zusammen, dass es nur noch bei Berührung des Patienten mit dem Polfilter nachweisbar ist. Sollten trotzdem noch mehrere Mittel in der engsten Auswahl verbleiben, besteht die Möglichkeit, den Patienten durch verschiedene Auflagen wie z.b. Hochvoltstäbe, Laser-Störfeldfrequenz A oder zentrale Auflage eines starken Heilsteins, z.b. eines Amethysts, zu destabilisieren. Das Energiefeld des Patienten wird durch diese Maßnahmen schräg oder quer. Nur durch Auflage des homöopathischen Simillimums auf den Körper (Zufuhr) kann der Körper das Energiefeld auf 0° halten.

Außerdem gibt es die Möglichkeit mehrere homöopathische Mittel gegeneinander zu testen. Man legt dazu das erwartete Simillimum auf den Körper des Patienten auf (Zufuhr), andere ebenfalls sehr gute homöopathische Mittel werden zentral aufgelegt (Wegnahme). Hat man das richtige Simillimum ausgewählt, bleibt das Energiefeld bei der Testung auf 0°. Ist das Simillimum jedoch bei den Medikamenten, die am Kopf aufgelegt wurden, kann die Zufuhr eines anderen, guten Mittels (Simile) dieses 0° Feld nicht halten. Die Wegnahme des Simillimums führt zu einem schrägen oder queren Energiefeld.

Durch die beschriebenen Testschritte wird nicht nur das richtige homöopathische Mittel, sondern auch die passende Potenz festgelegt. Wird das Simillimum in der bestmöglichen Potenz verabreicht, spricht man von der Gabe des Optimums.

Diese genaue Überprüfung der homöopathischen Mittelwahl kann beim therapeutischen Anfänger einige Jahre an Erfahrung ersetzen. Außerdem führt die ständige Überprüfung der Mittelwahl durch die Testung zu einem raschen Erfahrungszuwachs des Therapeuten. Unterstützt durch die Testung können oft höher potenzierte und damit stärker wirksame Mittel gegeben werden, als man ohne Testung einsetzen würde. Darüber hinaus können die homöopathischen Mittel in rascherer Folge verabreicht werden, denn die

Forderung, dass das homöopathische Mittel zunächst auswirken muss, bevor sich über die erneute Beurteilung der Beschwerden das Folgemedikament ermitteln lässt, führt zu relativ langen Intervallen zwischen den Mittelgaben. Durch die Testung kann bestimmt werden, ob das zuletzt gegebene Mittel noch wirksam ist. Ergibt die Medikamententestung bei der Wiedervorstellung des Patienten das gleiche Ergebnis, wie bei der ersten Testung, das heißt, das letzte Simillimum ergibt in der Testung immer noch ein 90° Feld mit minimaler Höhe des Energiefeldes, dann bedeutet dies, dass das Mittel noch wirksam ist. Es wird nicht erneut gegeben, sondern man verschiebt die Gabe des Folgemittels auf den nächsten Termin. Dreht das zuletzt gegebene Simillimum das Energiefeld nur noch auf 60 oder 70°, ist die Wirksamkeit dieses Mittels zu Ende und es kann eine neue Mittelgabe erfolgen. Die in den Lehrbüchern angegebene Wirkdauer von homöopathischen Hochpotenzen wird bei Überprüfung auf diese Art und Weise oft deutlich unterschritten. Hohe äußere Belastungen, wie beruflicher oder privater Stress oder innere Faktoren, wie schwere Krankheiten, führen zu einer verkürzten Wirkdauer der Hochpotenzen.

Üblicherweise erfolgen die Vorauswahl und die Testung der homöopathischen Mittel aufgrund der vom Patienten angegebenen Beschwerden. Manchmal erlauben jedoch auch die Testergebnisse Rückschlüsse auf die körperliche und psychische Verfassung des Patienten. Findet man z.B. bei einem Patienten mit akuten Rückenschmerzen als Simillimum nicht das entsprechende Akutmittel, sondern ein Mittel für Trauer- oder Kummerphasen, das für Enttäuschung durch den Partner spricht, ist es sehr wahrscheinlich, dass ein Partnerschafts-Konflikt die eigentliche Ursache der körperlichen Beschwerden darstellt. Es ist dann sinnvoll, den Patienten auf den Sachverhalt anzusprechen. Oft wird dem Patienten erst dadurch klar, wie schwer ihn ein bisher wenig beachteter Konflikt belastet.

Auf die hier beschriebene Art und Weise können natürlich

auch homöopathische Niedrigpotenzen ausgetestet werden. Auch in diesem Bereich führt die Austestung mit dem Pulsreflex zu wesentlich besseren Therapieergebnissen, weil dadurch immer nur zu diesem Zeitpunkt auch wirklich benötigte Medikamente zum Einsatz kommen.

Die Kontrolle der homöopathischen Therapie durch die Testung im Rahmen der Auriculomedizin ist aus meiner Sicht eine wesentliche Weiterentwicklung der Homöopathie. Der optimale Einsatz der homöopathischen Medikamente ermöglicht rasche und tiefgreifende Heilungsprozesse.

Noch eine kleine Anmerkung zum Schluss: Die Wirkung des Optimums ist so stark, dass es durch keine Störung von außen außer Kraft gesetzt werden kann. Es ist daher erlaubt, während der Therapie Kaffee zu trinken (max. 4 Tassen pro Tag), Pfefferminz und andere ätherische Öle zu sich zunehmen, bzw. eine entsprechende Zahnpasta zu benutzen. Sogar bei niedrig dosierter Kortikosteroid-Therapie konnte eine, allerdings etwas kürzere, Wirkdauer der homöopathischen Hochpotenzen festgestellt werden. Nur der Einsatz von Antibiotika führt, wie in allen homöopathischen Lehrbüchern beschrieben, zum sofortigen Ende der Wirksamkeit der Hochpotenzen.

Die bioenergetische Testung der homöopathischen Mittel ist die Ausgangsbasis für alle weiteren Entwicklungen der homöopathischen Therapie in unserer Praxis, wie ich sie in den folgenden Kapiteln beschreiben werde.

Literatur

F. Bahr, J. Moritz, M. Schier: Hahnemanns Organon mit Kommentaren (Deutsche Akademie für Homöopathie und Regulationsmedizin e.V., 2006), Kursskripten für Homöopathiekurse A–F.

Frank Bahr u.a.: Die wichtigsten homöopathischen Arzneimittelbilder (MMV Medizin Verlag, 1997).

Georgos Vithoulkas: Medizin der Zukunft (Wenderoth, 2007).

Georgos Vithoulkas: Die wissenschaftliche Homöopathie (Burgdorf, 1991).

Kapitel 3: Weiterentwicklung der homöopathischen Therapie

Endlich Hilfe für unsere Problempatienten

Mit den bisher beschriebenen Therapieverfahren konnten wir vielen Patienten helfen. Bei einem Teil der Patienten konnte mit der Akupunktur und Homöopathie eine Ausheilung der bestehenden Krankheiten erreicht werden. Bei den übrigen Patienten war zumindest eine deutliche Linderung der Beschwerden möglich. Doch leider gab es auch ein paar schwierige Fälle, bei denen unsere Therapie nicht zu greifen schien. Zu diesem kleinen Kreis von Problempatienten gehörten zu allem Überfluss mir persönlich sehr nahe stehende Menschen. Auch meine eigene Neurodermitis wollte einfach nicht ausheilen. Wie immer gespannt auf Neues, griff ich den mir zugetragenen Vorschlag auf, mich mit den Therapieverfahren der Heilpraktikerin Frau Dr. Vera Rosival auseinanderzusetzen. Meine damals fünfjährige, auch von Neurodermitis geplagte, kleine Tochter beschleunigte meine Weiterbildung erheblich. Sie forderte nämlich von mir, ich solle sie weiterhin behandeln, sie wolle nicht zu Frau Rosival gehen.

Während mehrerer Hospitationstage in ihrer Praxis gewährte mir Frau Rosival einen Einblick in ihre speziellen homöopathischen und naturheilkundlichen Therapieverfahren. Durch meine homöopathische Vorbildung war mir auf diese Weise ein rascher Einstieg möglich. Trotzdem besuchte ich in den folgenden Jahren viele der von Frau Rosival angebotenen Seminare. Aus den von ihr erlernten, zusätzlichen Möglichkeiten in der homöopathischen Therapie entwickelte sich innerhalb weniger Monate die Grundlage meines täglichen therapeutischen Handelns – kurz gesagt: Ich möchte ohne diese zusätzlichen Therapieoptionen nicht mehr arbeiten. Eine der Patienten, denen ich nun helfen konnte, war meine Tochter. Ihre Neurodermitis heilte ab. Sogar die Pferdehaarallergie verschwand und einer ihrer sehnlichsten Wünsche ging in Erfüllung: Sie durfte reiten lernen.

Biologisch homöopathische Stoffwechselregulation

Die Möglichkeit der Regulation des menschlichen Stoffwechsels auf homöopathischem Weg wurde von Frau Dr. Vera Rosival entwickelt. Sie ist promovierte Chemikerin, arbeitete mehrere Jahre auf dem Gebiet der Biochemie und Pharmakologie und ist nun schon seit vielen Jahren als Heilpraktikerin tätig. Sie entwickelte die biologisch-homöopathische Stoffwechselregulation (BIHOST) auf der Grundlage ihrer fundierten Kenntnisse der biochemischen Abläufe im menschlichen Organismus.

Bei einseitiger Ernährung und gestörter Darmfunktion mit schlechter Nährstoffaufnahme kann es zu einem Mangel an bestimmten Einweißbausteinen (Aminosäuren) kommen. Diese Störung im Aufbau der körpereigenen Eiweiße führt zu Stoffwechselblockaden und damit zur Anhäufung von Schlackenstoffen in den Körpergeweben. In diesen Ablagerungen finden sich auch die Schadstoffe wieder, mit denen jeder Patient in unterschiedlichem Ausmaß belastet ist. Im Rahmen der biologisch homöopathischen Stoffwechselregulierung werden diese Ablagerungen durch entsprechende homöopathisch hochpotenzierte Medikamente mobilisiert und zur Ausscheidung gebracht. Die Aufnahme fehlender Grundbausteine aus der Nahrung wird durch entsprechende Medikamente verstärkt. Außerdem wird ihre Verstoffwechselung, also ihr Einbau ins Gewebe gefördert. Die jeweils benötigten Medikamente werden für jeden Patienten individuell ausgetestet (wie in Kapitel 1 beschrieben). Auch die Dauer der Einnahme richtet sich nach dem jeweiligen Testergebnis. Nach ca. 3 Monaten ist dann der erste Abschnitt der Stoffwechselregulierung, nämlich die Regulation des Eiweißstoffwechsels, abgeschlossen. Falls nötig, kann danach die Regulierung weiterer Stoffwechselbereiche erfolgen. Das ist der Stoffwechsel des zentralen Nervensystems, der Hormone und der genetischen Verbindungsstellen, sowie der Bereich des Fettstoffwechsels.

Bei den meisten Patienten tritt durch die Stoffwechselregulierung keine subjektiv spürbare Veränderung ein, jedoch kann der Körper danach die Informationen der homöopathischen Hochpotenzen besser verarbeiten, d.h. die klassisch homöopathische Therapie wirkt wesentlich besser und die Gefahr von Erstreaktionen (siehe Kapitel 3) wird deutlich reduziert.

Entsprechend dem eben beschriebenem Prinzip „Zufuhr durch Niedrigpotenzen und Ausleitung durch Hochpotenzen" kann auch unabhängig von den verschiedenen Stoffwechselbereichen eine individuelle und effektive Therapie verschiedener Beschwerden und Krankheiten durchgeführt werden. Wie immer nur nach entsprechender Testung über den Nogier-Reflex.

Erweiterung der klassischen Palette homöopathischer Medikamente

In den ersten Jahren unserer Tätigkeit im Bereich der Homöopathie basierte die Wahl des homöopathischen Mittels v.a. auf der Arzneimittellehre von Prof. James T. Kent, einem Pionier der homöopathischen Therapie, und den Büchern von Georgos Vithoulkas, einem renommierten, zeitgenössischen Homöopathen aus Griechenland.

Die Seminare bei Frau Dr. Rosival sowie das Studium der homöopathischen Literatur führten zu einer deutlichen Erweiterung dieser anfangs zur Verfügung stehenden homöopathischen Mittel. Da viele homöopathische Medikamente nur mit langen Wartezeiten aus dem Ausland zu beziehen sind, haben wir eine beträchtliche Anzahl homöopathischer Mittel in unserer Praxis vorrätig. Auch jetzt noch, nach 15-jähriger Tätigkeit als Homöopathen wird unser Bestand an homöopathischen Mitteln immer wieder erweitert.

Mittelkombinationen

In der klassischen Homöopathie werden, wie im Kapitel Homöopathie beschrieben, Hochpotenzen in Form von Einzelmittelgaben verabreicht. Der Therapeut sucht das Similimum und verordnet dies in einer einzigen hohen Potenz. Dieses Vorgehen beruht auf der Lehre von Samuel Hahnemann, dem Begründer der Homöopathie. Viele zeitgenössische Homöopathen bleiben diesem Grundsatz treu. Während meiner Hospitation in der Praxis von Frau Dr. Rosival erlebte ich damals mit großem Erstaunen die Therapie mit Hochpotenzen in Kombinationen von 4 bis 20 verschiedenen Mitteln. Wer bisher nach der klassischen Methode der Einzelmittelgabe gearbeitet hat, den überkommt erst einmal ein Gefühl von Unbehagen und Sorge bis zu Angst, was man mit solch einer Mittelkombination möglicherweise bewirken wird. Viele therapeutische Erfolge und ein europaweiter Zulauf zu ihrer Praxis rechtfertigten das für mich damals sehr ungewöhnliche Vorgehen.

Ich beschloss, zur Beurteilung dieser Methode unsere bewährten Testverfahren heranzuziehen. Ich bestimmte zunächst, wie gewohnt, für den Patienten das Similimum und stellte dann eine Mittelkombination zusammen, die speziell die Beschwerden des Patienten berücksichtigen oder zusätzliche Mittel für Leber und Nieren, um die Ausscheidung von Schadstoffen zu fördern, oder

Mittel zur Stärkung bekannter Schwachpunkte des Patienten, um mögliche Erstreaktionen zu verhindern. Anschließend wurden die Testergebnisse zwischen dem Similimum und der gesamten Mittelkombination einschließlich des Similimums verglichen. Die Vergleichstestungen führte ich über mehrere Wochen hinweg durch. Bei weit über hundert Patienten zeigte sich ohne Ausnahme, dass die Mittelkombination eine stärkere Wirksamkeit besaß. In der Testsituation konnte die Mittelkombination das Energiefeld des Patienten stabil halten, trotz weiterer destabilisierender Maßnahmen im Rahmen der Ohrakupunktur.

Aufgrund dieser Erfahrungen werden in unserer Praxis seitdem fast ausschließlich Mittelkombinationen von 3 bis 20 verschiedenen homöopathischen Medikamenten verordnet. Bewährt hat sich auch bei sehr hohen Potenzen die Gabe des gleichen Mittels in einer oder mehreren niedrigeren Potenzen. Das Auftreten von Erstreaktionen und deren Stärke konnte dadurch stark reduziert werden. Der größte Teil der Patienten hat keine Erstreaktionen. Sollte sich beim nächsten Behandlungstermin einmal zeigen, dass das Hauptmittel (Similimum) noch wirksam ist, ist es möglich, im Rahmen der Mittelkombinationen trotzdem einige unterstützende homöopathische Mittel zu verabreichen. Diese müssen dann mit dem noch laufenden Hauptmittel zusammen getestet werden. Zum Einnehmen erhält der Patient jedoch nur die zusätzlichen Mittel.

Die Möglichkeit, homöopathische Hochpotenzen in Mittelkombinationen zu verordnen, stellt meiner Ansicht nach eine nützliche und auch notwendige Weiterentwicklung der Hahnemann'schen Therapieprinzipien dar. Die Lebensbedingungen unserer Patienten und die sich daraus ergebenden Belastungen für den menschlichen Körper sind heute andere als zu Lebzeiten Hahnemanns. Würde Hahnemann heute leben, würde auch er seine Therapiemethoden weiterentwickeln. Also warum sollten wir, die wir heute leben, die homöopathische Therapie nicht verändern und unseren jetzigen

Bedürfnissen anpassen dürfen? Diese Einstellung vermindert nicht meine Hochachtung, die ich vor der Genialität des Begründers der Homöopathie habe.

Literatur

Dr. Vera Rosival: Wegweiser zur Naturheilkunde (Dr. Vera Rosival Verlag, 1997).

Dr. Vera Rosival: Homöopathie-Konstitutionsmittel in Karikaturen (Dr. Vera Rosival Verlag, 2003).

Dr. Vera Rosival: Kursskripten BIHOST.

Kapitel 4: Holopathie

Eine neue Methode verändert
den therapeutischen Alltag

Etwa zur gleichen Zeit, als ich mich mit der biologisch-homöopathischen Stoffwechselregulierung und den anderen Erweiterungen der homöopathischen Therapie beschäftigte, wie im vorangegangenen Kapitel beschrieben, erhielt ich Informationsmaterial der Firma Quint Systeme, die ein neues Therapiegerät anbot: die *Quintstation*. Die Therapiemethode wurde als Holopathie bezeichnet, also ganzheitliche Medizin. Ich entschied sehr schnell für mich, dass ich dieses Gerät nicht benötigte, da ich auch ohne ein derart teures Gerät den ganzen Tag über nichts anderes als ganzheitliche Medizin praktizierte.

Dass wir uns dann doch noch intensiver mit dieser Methode beschäftigten, ist dem freundlichen, aber hartnäckigen Anruf einer der Mitarbeiterinnen in der Firma Quint Systeme zu verdanken. Sie überredete uns, an einer Informationsveranstaltung über die Holopathie mit Vorstellung der Quintstation in der Nähe unseres Wohnortes teilzunehmen. Im Rahmen der Demonstration des Therapiegerätes wurde ein Kandidat für die Vorführtestungen und die Therapiedemonstration gesucht. Mein Mann stellte sich damals zur Verfügung. Die durchgeführte Untersuchung ergab die gleichen Ergebnisse, die uns aus der Ohrakupunktur-Diagnostik bekannt waren. Diese Tatsache machte die Methode für uns zunächst einmal glaubwürdig. Die anschließend durchgeführte Therapie sollte eine Leistungssteigerung bewirken. Höhere Leistungsfähigkeit ist jedoch subjektiv und schlecht messbar. Da mein Mann zu dieser

Zeit regelmäßig auf einem Fahrrad-Ergometer trainierte, konnte er die Leistungssteigerung dadurch bestätigen, dass er am folgenden Tag ohne Mühe 10% mehr Leistung erbrachte als sonst üblich.

Diese ersten positiven Erfahrungen mit der Quintstation führten dazu, dass wir das Gerät für einige Tage in unserer eigenen Praxis ausprobierten. Zahlreiche Vergleichstestungen belegten, dass wir bei unserer gewohnten Testmethode mit dem RAC bleiben konnten. Die Ergebnisse der RAC-Testungen mit der Quintstation waren identisch mit den Ergebnissen, die die übliche Testmethode ergeben hatte. Die meisten Therapeuten testen durch Messung des Hautwiderstandes an bestimmten Punkten (Elektro-Akupunktur nach Voll).

Das Gerät bot für uns die Möglichkeit, schnell und genau die Auslöser von Allergien zu bestimmen. Nahrungsmittel, Pollen und andere Substanzen konnten rasch per Mausklick aufgerufen werden. Zur Abklärung eventuell zugrundeliegender Belastungen bot das Gerät eine Fülle zusätzlicher Test- und Therapiemöglichkeiten, die unser bisheriges Programm erheblich erweiterten.

Bereits nach wenigen Tagen entschlossen wir uns, eine Quintstation zu bestellen, die wir beide abwechselnd nutzen wollten. Die Behandlungsergebnisse waren so gut und das Interesse der Patienten an Terminen mit Behandlung an der Quintstation so groß, dass wir bereits nach fünf Monaten ein zweites Gerät kauften, damit bei jedem Behandlungstermin auch eine Behandlung mit der Quintstation möglich war. Auch wir, als Therapeuten, hatten einen spürbaren Nutzen davon, ab sofort immer unterstützt durch die Quintstation, arbeiten zu können. Das Therapiegerät bietet nämlich eine energetische Abschirmung des Patienten gegenüber dem Behandler. Ohne diese Abschirmung kommt es zu wesentlich größeren Energieverlusten des Behandlers an den Patienten. Die Quintstation wurde also nun regelmäßig bei jedem Patienten eingesetzt, bereits vor Beginn der Ohrakupunktur und auch bei der Testung von verschiedenen Medikamenten. Die Methode hatte uns und unsere Patienten, trotz meiner anfänglichen Ablehnung, überzeugt.

Ich hoffe, Sie sind nun neugierig geworden auf den letzten großen Abschnitt unserer Reise.

Grundlagen der Holopathie

Der österreichische Arzt Dr. Christian Steiner begann vor ca. 20 Jahren mit der Entwicklung der Holopathie aus den Methoden der Traditionellen Chinesischen Medizin, der Akupunktur, der Homöopathie und der Phytotherapie. Der Begriff ‚Holopathie' setzt sich zusammen aus den griechischen Begriffen *holos*, ‚das Ganze', und *pathos*, ‚Schmerzempfindung'. Sie bezeichnet eine Therapieform, die Erkrankungen durch Wiederherstellung des Gleichgewichts im ganzen Organismus mit den entsprechenden Wechselwirkungen zwischen Organen, Nervensystem und Psyche behandelt. Die Holopathie ist eine Form der energetischen Medizin oder der Informationstherapie. Sie verwendet ein computergestütztes Diagnose- und Therapiegerät, die Quintstation. Die Quintstation baut auf den Geräten der Bioresonanz auf. Es wurden jedoch gegenüber der Bioresonanz wesentliche Veränderungen und Weiterentwicklungen vorgenommen. Die Programmierung des aufwendigen Therapieprogramms wurde von dem Informatiker Klaus Dillinger durchgeführt. Christian Steiner und Klaus Dillinger gründeten 1994 die Firma Quint Systeme. Die Firma vertreibt die Therapiegeräte, organisiert Fortbildungen für Therapeuten und arbeitet an der Weiterentwicklung der Therapiemöglichkeiten.

Die erforderliche Ausstattung

Für die Holopathie benötigt man ein Therapiegerät: die Quintstation. Diese ist über Kabel mit zwei Magnetköpfen verbunden, mit denen die entsprechenden Schwingungen für Diagnostik und Therapie auf den Patienten übertragen werden. Die beiden Magnetköpfe werden in der Nähe der Stirn und des Hinterkopfes beim sitzenden Patienten oder im Bereich von Bauchnabel und Lendenwirbelsäule beim liegenden Patienten platziert. Die Magnetköpfe berühren den Patienten nicht. Die gewünschten Schwingungen werden über einen Computer abgerufen. Dazu benötigt man das Therapieprogramm *Quint Spektrum,* das unter dem Betriebssystem Windows läuft. In der Quintstation ist eine Entstörung des angeschlossenen Computers integriert, so dass weder für den Behandler noch für den Patienten Störungen durch den PC auftreten. Die Magnetköpfe geben bei Diagnostik und Therapie sogenannte Schumann-Wellen ab. Das sind stehende Frequenzen zwischen Erdoberfläche und Ionosphäre von ca. 10 Hz. Sie sind für alle lebendigen Organismen lebensnotwendig. Außerdem eignen sie sich besonders gut als Träger ultrafeiner Schwingungsinformationen, die sie in den von ihnen durchfluteten Lebewesen abladen. Im Gegensatz dazu werden elektrische Felder vom menschlichen Körper absorbiert und reichen nur wenige Millimeter unter die Hautoberfläche. Sie sind daher für den Transport feinstofflicher Substanzinformationen wesentlich schlechter geeignet. Das Magnetfeld hingegen, durchdringt den menschlichen Körper ungehindert und kann deshalb die Substanzschwingung direkt an den Ort des Geschehens, tief ins Gewebe, transportieren. Der Computer stellt die, für Diagnose und Therapie benötigten Substanzschwingungen bereit, entsprechend den Anforderungen des Therapeuten bzw. entsprechend den Testergebnissen. Die Quintstation moduliert diese Schwingungen auf ihr Magnetfeld und strahlt sie über die Magnetköpfe auf den Patienten ab. Das schon während der Diagnostik aufgebaute Magnetfeld der Quintstation isoliert den Therapeuten energetisch vom Patienten. Der natürlich unerwünschte Energiefluss vom Therapeuten an den Patienten während energetischer Testverfahren wird dadurch auf ein Minimum reduziert. Der Patient bekommt die benötigte Energie durch die Therapie mit der Quintstation.

Das Computerprogramm Quint Spektrum enthält auf einer CD-Rom die Schwingungsspektren von mehr als 5000 Substanzen. Jede dieser Substanzen ist in der Ursubstanz, in den Einzelpotenzen D3/D4/D12/D21/D30 und D200 und im Potenzakkord verfügbar. Der Potenzakkord einer Substanz ist die Mischung unterschiedlicher homöopathischer Potenzen derselben Substanz, wobei die einzelnen Anteile nach harmonischen Prinzipien gewichtet sind. Der Vorteil des Potenzakkords gegenüber homöopathischen Einzelpotenzen besteht in der besseren Ausleitungswirkung bei gleichzeitiger Verminderung des Risikos einer Erstverschlimmerung. Der Potenzakkord wirkt stets effektiver und gleichzeitig schonender, als die homöopathische Einzelpotenz. Darüber hinaus enthält das Programm Quint Spektrum Hochpotenzen bis zur D20000. Insgesamt ersetzt das Programm damit über 45000 Testampullen. Die verschiedenen Substanzen sind aus dem Bereich der Allergene und Toxine, aus Haushalt, Umwelt und Industrie, der Spurenelemente und chemischen Elemente, Pollen, Nahrungsmittel und Nahrungsmittelzusatzstoffe, Organ-Nosoden aus allen Bereichen der Medizin, Infektions-Nosoden gegen Bakterien, Viren, Pilze und Parasiten (in der Homöopathie wird der Begriff Nosode für Substanzen verwendet, die krankhaft oder schädlich für den Organismus sind). Außerdem sind die Schwingungen der verschiedensten Medikamente gespeichert, aus dem Bereich der Allopathie, der Phytotherapie, der Homöopathie, der Heilsteine und der Blütenessenzen.

Für die Holopathie wurde ein Verfahren entwickelt, Substanzschwingungen in höchster Qualität aufzuzeichnen, analog dem Audio-Hifi-Verfahren. Dieses Verfahren, mit dem Schwingungen von Substanzen beliebiger Art in einem Computersystem abgespeichert und von diesem wiedergegeben werden können, bezeichnet man als ‚*digitale Homöopathie*'. Die Arbeit mit der digitalen Homöopathie ist einfach und zeitsparend. Die Schwingungsaufzeichnung ist nahezu unbegrenzt haltbar, im Gegensatz zu leicht verderblichen Testmaterialien, wie Nahrungsmittel. Darüber hinaus können Substanzen verwendet werden, die als Testampullen nicht verfügbar oder einsetzbar sind, z.B. radioaktive Elemente, Elektro-Smog-Frequenzen und die Schwingung geopathischer Störungen (Wasseradern u.ä.). Nach der einzelnen Testung sind die Schwingungen beliebig mischbar. Das Ergebnis dieser Mischungen kann als digitales Rezept getestet und abgespeichert werden.

Im Prinzip tritt beim Digitalisieren von Schwingungsinformationen natürlich ein gewisser Qualitätsverlust ein. Dies ist bei der Aufnahme von Musikstücken ebenso der Fall wie bei der Digitalisierung der langwelligen Spektren von Substanzen. Durch den Einsatz moderner Technologien (z.B. der Audio-Hifi-Technologie) kann diese Qualitätseinbuße jedoch so gering gehalten werden, dass sie unmerkbar wird. Diese Technologie wurde von der Firma Quint Systeme für das Einscannen der Substanzproben eingesetzt. Zusätzlich verwendete man sogenannte Schwingungslinsen (nach Burkhard Heim), die das empfindliche homöopathische Signal verstärken. Der in der Homöopathie verwendete Frequenzbereich entspricht auf Schallwellenübertragung etwa dem Spektrum 0 bis 22 KHz. In der Praxis ist die Wirkung der eingescannten Substanzproben durch keinerlei energetische Tests von den echten Substanzen zu unterscheiden.

Ich erwähnte zu Beginn des Kapitels, dass die Holopathie eine Weiterentwicklung der Bioresonanz sei. Es ist daher nun an der Zeit, die beiden Methoden gegen einander abzugrenzen. Wie die Bioresonanz arbeitet auch die Holopathie mit patienteneigenen Schwingungen. In der Bioresonanz werden die harmonischen von den disharmonischen (krankhaften) Schwingungsanteilen getrennt. Die disharmonischen Schwingungsanteile werden invertiert an den Patienten zurückgeleitet. Die Holopathie benötigt keinen derartigen Schwingungsseparator. Die Patienten-Schwingungen werden von der Quintstation elektronisch homöopathisiert und in dieser Form in die Therapieschwingung eingearbeitet. Bei der Ausleitung von Toxinen und Allergenen arbeitet die Holopathie mit homöopathischen Potenzakkorden. Die Bioresonanz arbeitet dagegen mit Umkehrschwingungen (Invers-Schwingungen). Die Wirksamkeit der Potenzakkorde ist effektiver und schonender als die der Invers-Schwingungen. Ein wesentlicher weiterer Unterschied ist die Möglichkeit, durch die Holopathie den energetischen Gesamtzustandes des Organismus zu bestimmen, mögliche Blockaden auf körperlicher oder psychischer Ebene zu beheben und dadurch eine möglicherweise vorliegende Reaktionsstarre zu lösen.

Es ist in der Holopathie möglich, die Fähigkeit eines Patienten, auf toxische Reize und Stressreize zu reagieren, zu messen. Das Ergebnis ist die Reaktionsklasse. Messbar sind über 200 Reaktionsklassen. Die Reaktionsklasse oder auch Energieebene ist ein quantitatives Maß für die Degenerationsstufe des Patienten. D.h. sie gibt an, wie weit die Krankheitsprozesse bereits fortgeschritten sind oder in welchem Maß noch Regulationskräfte des Patienten für die Selbstheilung zur Verfügung stehen. Je höher die Reaktionsklasse, desto schlechter der energetische Gesamtzustand des Patienten. Das Ziel der Therapie besteht darin, den Patienten von seiner aktuellen Reaktionsklasse auf die Ebene 1 anzuheben. Das wird normalerweise am Ende jeder Therapiesitzung erreicht. Beim nächsten Behandlungstermin kann dann die Wirksamkeit der bisherigen Therapie beurteilt werden. Eine deutliche Verschlechterung bei der nächsten Untersuchung ist immer ein ernstzunehmender Hinweis auf neue Belastungen oder neu aufgetretene Krankheiten. Technisch basiert die Messung der Reaktionsklasse auf einer bestimmten Kombination von Enderlein'schen Endobionten, die für die jeweilige energetische Stufe typisch sind und vom Computer bei der Messung automatisch bereitgestellt werden.

Die Anhebung der Energieebene erfolgt durch Verringerung der Belastungen (Ausleitung und Vermeidung) und durch die Vektortherapie. Die Vektoren der Holopathie basieren auf dem klassischen System der fünf Elemente der Traditionellen Chinesischen Medizin (siehe Abschnitt Körperakupunktur). Das Energiesystem des Menschen wird in sechs, hierarchisch miteinander vernetzte Ebenen eingeteilt, die alle analog zum Fünf-Elemente-Modell strukturell gleich aufgebaut sind. Es handelt sich um folgende Ebenen:

Ebene 1 „Organe" (klassisches System der fünf Elemente aus der TCM), Ebene 2 „Bindegewebe", Ebene 3 „Vegetatives Nervensystem", Ebene 4 „ZNS, Steuerung der Bewegung (Motorik)", Ebene 5 „ZNS, Sensibilität und Reflexe", Ebene 6 „ZNS, höhere Funktionen und Psyche".

Der Therapeut kann durch einfache computerunterstützte Messungen am Patienten feststellen, in welcher der sechs Ebenen welche Blockaden bestehen. Die Art dieser Blockaden wird durch den sogenannten Vektor charakterisiert. Daher wird das der Holopathie zugrundeliegende Energiemodell auch Vektormodell genannt. Eine Störung des Gesamtsystems kann durch Blockaden zwischen den sechs Ebenen ausgelöst werden. Durch die Testung wird der sogenannte Gesamtvektor bestimmt. Dieser kennzeichnet die geistig-psychischen Grundkonstellationen des Patienten, die an seinen gesundheitlichen Problemen maßgeblich beteiligt sind. Wir bezeichnen damit die psychosomatische Komponente, z.B. bei bestehenden chronischen Krankheiten. Der Gesamtvektor des Patienten spielt eine wichtige Rolle bei der Festlegung der Therapieschritte und wird vom Computerprogramm aufgrund der Messwerte automatisch ermittelt.

Testverfahren

Die Mehrzahl der Therapeuten, die mit der Quintstation arbeiten, führen die Messungen nach dem Prinzip der Elektro-Akupunktur nach Voll (EAV) durch. Gewertet wird in der Holopathie nur Zeigerabfall oder Zeigerausgleich. Der absolute Wert des Zeigerausschlages ist ohne Bedeutung. Der Zeigerabfall zeigt eine Veränderung des Hautwiderstandes des Messpunktes an. Messpunkte können beliebige Akupunkturpunkte der Hand oder des Fußes sein. Zusätzlich gibt es neu gefundene Messpunkte an der Handinnenfläche, die sogenannten Holopathiepunkte. An diesen Punkten ist die Messung besonders einfach durchzuführen. Bei der Testung sitzt der Patient, wie oben beschrieben, zwischen den Magnetköpfen der Quintstation. Der Therapeut wählt am Bildschirm per Mausklick diejenigen Substanzen oder Therapieeinheiten aus, die er testen möchte. Der Computer überträgt die gewählten Substanzschwingungen auf die Quintstation, diese moduliert die entsprechenden Schwingungen auf das Magnetfeld und überträgt sie so auf den Patienten. Der Patient reagiert auf die übertragenen Substanzinformationen u. U. mit einer augenblicklichen Veränderung seines Hautwiderstandes. Diese Reaktion wird vom Therapeuten registriert und das Ergebnis in den Computer eingegeben. Im Laufe der weiteren Testung entsteht im Computer eine Liste mit allen für den Patienten relevanten Nosoden und Therapieeinheiten. Ebenso wird der Vektor des Patienten mit Computerhilfe bestimmt. Die für die Testung benötigten Vektor-Nosoden werden über den Computer abgerufen und entsprechend dem Ergebnis zur anschließenden Vektor-Therapie zusammengestellt.

Die Testungen können auch kinesiologisch vorgenommen werden oder, wie in unserer Praxis üblich, mit dem Nogier-Reflex (RAC). Bei der Testung mit dem Pulsreflex und dem Polfilter entspricht das Testergebnis „gerades Energiefeld" dem unveränderten Hautwiderstand (Ausgleich). Das Testergebnis „schräges oder queres Energiefeld" entspricht dem Zeigerabfall in der EAV-Testung. Wenn man die Testungen mit dem Nogier-Reflex durchführen möchte, muss man vorher wie bei jeder anderen Testung mit dem Pulsreflex und dem Polfilter die Testfähigkeit des Patienten sicherstellen. Man muss also vorher überprüfen, ob eine Oszillation oder Inversion vorliegt und diese durch Nadelung der stärksten Störfelder beseitigen (wie im Abschnitt Ohrakupunktur beschrieben). Erst nach dieser Vorbehandlung kann man bei den Testungen mit der Quintstation einwandfreie und reproduzierbare Ergebnisse erzielen.

Diagnostik mit der Quintstation

Mit der Quintstation kann man eine große Zahl potenzieller Belastungen eines Patienten durchtesten, ohne ihn durch die Testung in irgendeiner Weise zu belasten. Bei praktisch allen Patienten findet

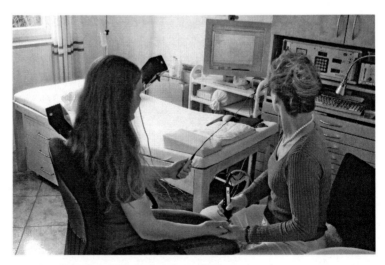

Abb. 31: EAV-Testung mit der Quintstation

man Belastungen im Bereich der Umweltschadstoffe, der Schwermetalle und durch Elektro-Smog.

Die Testung erlaubt auch eine Gewichtung der Belastungen. Sehr oft stellt der Elektro-Smog, der in den letzten Jahren ständig zugenommen hat, die Hauptbelastung des Patienten dar. Es können auch die einzelnen Störquellen identifiziert werden, z.B. Stromleitungen, Mobilfunk, Computer oder W-LAN. Wenn der Elektro-Smog die stärkste Belastung des Patienten darstellt, ist, soweit möglich, ein Schutz vor Elektro-Smog und eine effiziente Elektro-Smog-Ausleitung die beste Grundlage für dauerhafte Therapieerfolge. Der Patient erhält die entsprechende Elektro-Smog-Schwingung während der Therapie im Potenzakkord. Dasselbe gilt auch für die Behandlung geopathischer Störungen.

Die Summe der verschiedenen Belastungen führt zu einer zunehmenden Schwächung des Organismus. Diese ist im Rahmen der Holopathie durch die Verschlechterung der Reaktionsklasse messbar. Auf dem Boden dieser zunehmenden Schwäche kommt es zu

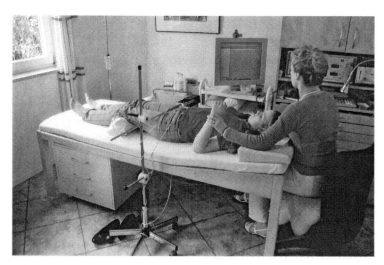

Abb.32: RAC-Testung mit der Quintstation

einer eingeschränkten Reaktions- und Anpassungsfähigkeit, die zu den verschiedensten gesundheitlichen Störungen bis hin zu schweren chronischen Krankheiten führen kann. Die Ausleitung von Belastungen bei (noch) weitgehend beschwerdefreien Menschen stellt eine effektive Krankheitsprophylaxe dar. Man könnte sie auch als eine der besten Anti-Aging-Maßnahmen bezeichnen.

Eine weitere große Domäne der holopathischen Diagnostik ist die Testung von Allergien, Intoleranzen und Unverträglichkeiten. Innerhalb kurzer Zeit kann eine Fülle von Allergenen ohne jede Beeinträchtigung des Patienten durchgetestet werden. Es sind keine Verletzungen der Haut erforderlich (Kratzer oder Injektionen); es muss auch nicht für mehrere Tage ein Pflaster am Rücken getragen werden. Bei den klassischen allergologischen Testverfahren, Prick-Test und Epicutan-Test, ist die mögliche Anzahl der zu testenden Allergene auf 20 bis 40 begrenzt. Wenn genügend Zeit vorhanden ist, können im Rahmen eines Testtermins weit über 100 Allergene mit der Quintstation durchgetestet werden. Die Testung über das Energiefeld des Patienten ist hochsensibel und immer relevant. Substanzen, die das Energiefeld deutlich verändern, müssen zu einer entsprechenden Beeinträchtigung Körpers führen, wenn es zu realem Kontakt mit der Substanz kommt, also wenn der Kontakt mit den entsprechenden Pollen eintritt oder wenn das entsprechende Nahrungsmittel gegessen wird.

Gerade im Bereich der Nahrungsmittelunverträglichkeiten ist die Quinttestung sehr nützlich, da jeder Mensch im Laufe des Tages die verschiedensten Nahrungsmittel zu sich nimmt und sich daher die Zusammenhänge zwischen Aufnahme eines bestimmten Nahrungsmittels und Beschwerden schlecht nachvollziehen lassen. Problematisch ist die Zuordnung der Beschwerden zu bestimmten Nahrungsmitteln, weil sie kurz nach dem Essen oder auch bis 48 Stunden nach der Nahrungsaufnahme auftreten können. Dazu kommt noch die Tatsache, dass sich gerade bei den Nahrungsmitteln die Allergien und Unverträglichkeiten häufig rasch ändern. Oft schon zwei bis sechs Monate nach der ersten Testung ist eine sogenannte Allergen-Shift eingetreten. Das bedeutet, bisher unverträgliche Nahrungsmittel werden wieder vertragen, dafür sind jedoch neue Unverträglichkeiten entstanden. Häufig tritt gerade gegen das als Ersatz verwendete Nahrungsmittel eine neue Unverträglichkeit ein. Wer z.B. Weizen nicht verträgt, isst oft täglich Dinkel als Ersatz. Durch die gehäufte Zufuhr kann es zu einer Verschiebung der allergischen Reaktion oder Unverträglichkeitsreaktion kommen, die nun nach Genuss von Dinkel auftritt. Dieses Problem kann man mit der Holopathie gut beherrschen, da innerhalb von fünf bis zehn Minuten die wichtigsten Nahrungsmittelallergene durchgetestet werden können. Die Gefahr der Allergen-Shift wird deutlich verringert, wenn die den Allergien zugrundeliegenden Belastungen des Patienten ausgeleitet werden und die Gesamtenergie des Organismus verbessert wird (Anhebung der Reaktions- oder Ruheklasse).

Die Testung von Organ-Nosoden darf nicht verwechselt werden mit der entsprechenden klinischen Diagnose. Über die Holopathie testet man die Resonanz des Patienten zu einer bestimmten Krankheit. Resonanz bedeutet, dass im Energiefeld dieselbe oder fast dieselbe Schwingung vorhanden ist wie in der getesteten Substanz bzw. Organ-Nosode. Wird die ausgesuchte Testsubstanz positiv getestet, ist es möglich, dass der Patient die Krankheit hat, es ist aber auch möglich, dass der Gesamtzustand des Organismus geschwächt ist und die Gefahr besteht, dass diese Krankheit in den nächsten Tagen, Wochen oder Monaten entstehen wird. Die getestete Substanz wird in die holopathische Therapie mit einbezogen und dient entweder der Behandlung der Erkrankung oder der Prophylaxe vor dieser Erkrankung. Oft ist es sinnvoll, bei einem derartigen Testergebnis eine entsprechende schulmedizinische Diagnostik durchführen zu lassen.

Ich möchte diesen Sachverhalt an einem Beispiel verdeutlichen: Wenn ich bei einem Patienten eine positive Reaktion auf die Test- und Therapieeinheiten „Schilddrüsenunterfunktion" und „Schilddrüsenentzündung" finde, ist es sinnvoll, eine Laboruntersuchung der Schilddrüsenwerte und ggf. eine weiterführende Schilddrüsendiagnostik durchführen zu lassen. Die holopathische Therapie für die Schilddrüse beginnt sofort. Ob eine weitere Therapie, z.B. die Zufuhr von Schilddrüsenhormonen erforderlich ist, hängt von den Ergebnissen der Laboruntersuchung und der übrigen Diagnostik ab. Die Holopathie kann also klinische Diagnosen nicht ersetzen, die Testergebnisse können jedoch wichtige Hinweise auf versteckte, beginnende Krankheitsprozesse geben und somit den Anlass liefern, gezielt klinische Befunde einzuholen. Diese werden dann sehr oft die holopathische Diagnose bestätigen.

Eine Ausnahme stellen akute Erkrankungen mit typischen Beschwerden dar. Hier ist es oft möglich, mit der Quintstation schneller die Diagnose zu stellen als mit der Labordiagnostik. Wenn ein Patient mit einem akuten Infekt mit hohem Fieber, Halsschmerzen und geschwollenen Lymphknoten in die Praxis kommt, sich dann bei der Testung eine Hauptbelastung durch Viren finden lässt und das Ebstein-Barr-Virus positiv reagiert, reicht in diesem Fall die holopathische Diagnostik aus, um ein Pfeiffer'sches Drüsenfieber festzustellen. Eine bakterielle Mandelentzündung ist dadurch auszuschließen. Wenn der Patient es nicht ausdrücklich wünscht, ist keine Laboruntersuchung erforderlich und man kann sofort mit der entsprechenden Therapie beginnen.

Therapie mit der Quintstation

Es gibt in der Holopathie drei verschiedene Therapiemöglichkeiten: Die *Lokaltherapie,* die *Segmentaltherapie* und die *Vektortherapie.*

Die Lokaltherapie wird angewendet, wenn akute Erkrankungen oder Verletzungen im Vordergrund stehen, z.B. akute Infekte, akute Rückenschmerzen oder Sportverletzungen. Für die Lokaltherapie können fertige Therapierezepte verwendet werden, eventuell sogar ohne vorherige Testung. Ich bevorzuge es jedoch, auch für die Lokaltherapie alle Therapieeinheiten individuell auszutesten und dadurch gezielt mit den entsprechenden Krankheitserregern, z.B. bei akuter Sinusitis, zu behandeln. Die Magnetköpfe werden für die Lokaltherapie über der erkrankten Körperregion positioniert

Die Segmentaltherapie dient zur energetischen Deblockierung bestimmter Wirbelsäulenabschnitte und der damit verbundenen Organe. Sie wirkt auch auf das umgebende Bindegewebe und fördert die Wiederherstellung der normalen Funktion des vegetativen Nervensystems. Die Segmentaltherapie kann bei akuten Krankheiten eingesetzt werden. Die Magnetköpfe werden dann über dem betroffenen Körperteil platziert, bzw. über dem betroffenen Wirbelsäulenabschnitt. Sie kann auch bei chronischen Krankheiten eingesetzt werden. Die Magnetköpfe werden dann am Kopf oder über dem Bauch und der Lendenwirbelsäule platziert. Auch diese Therapie kann ohne vorherige Testung durchgeführt werden, wirkt aber deutlich effektiver bei individuell ausgetesteten Therapieeinheiten.

Bei der Vektortherapie steht das Durchbrechen chronischer Therapieblockaden im Vordergrund. Sämtliche Therapieanteile müssen individuell ausgetestet werden. Zusätzlich zu den ausgetesteten, patientenspezifischen Belastungen (Nosoden) wird mit Hilfe des Programms Quint Spektrum der Vektor des Patienten ermittelt und gezielt mit digitaler Homöopathie aus dem Computer therapiert. Die Magnetköpfe werden dazu am Kopf (Stirn-Nacken-Position) oder in Höhe des Bauchraums (Nabel-Lendenwirbel) platziert. Es werden Hand-Elektroden verwendet, über die patienteneigene Schwingungen aufgenommen und zur Quintstation geleitet werden, die diese Schwingungen homöopathisch digitalisiert zum Patienten zurückleitet. Die Quintstation muss für diese Therapieform individuell eingestellt werden. Die Einstellung erfolgt entsprechend der durchgeführten Testung und der darauf basierenden Berechnung des Computers. Die Vektortherapie verbindet eine Organ- und eine ZNS-Therapie und trägt damit entscheidend zur Auflösung organübergreifender, chronischer Krankheitsursachen bei.

Allen drei Therapieformen ist gemeinsam, dass der Patient über das Magnetfeld spezifische Nosoden im Potenzakkord und die passenden homöopathischen Mittel aufgeschwungen erhält. Die Therapiedauer liegt zwischen 5 und 20 Minuten. Der Patient spürt meist nichts von der Therapieschwingung, die Behandlung wird jedoch als angenehm und entspannend empfunden. Nach der Therapie sollten alle Akupunktur- und Homöopathiepunkte des Patienten ausgeglichen sein, die Reaktionsklasse sollte auf Ebene 1 sein. Die Therapie bewirkt, dass in den folgenden Tagen und Wochen Ausleitungsprozesse in Gang gesetzt werden. Die Ausscheidung von Schadstoffen und körpereigenen Schlackenstoffen wird deutlich verstärkt. Die Vektortherapie harmonisiert darüber hinaus gezielt das Energiesystem der höheren Ebenen (ZNS und Psyche). Dies kann dazu führen, dass dem Patienten verdrängte Probleme und konfliktträchtige Beziehungen bewusst werden. Durch die Therapie steht dem Patienten wieder genügend Energie zur Verfügung, sich mit diesen Problemen zu befassen und schwierige, persönliche Beziehungen zu klären. Dadurch wird chronisch, unterschwelligen Stressreaktionen der Boden entzogen und chronische Krankheiten können ausheilen. Dafür ist natürlich auch eine entsprechend aktive Mitarbeit des Patienten erforderlich. Je nach Bedarf ist u.U. eine Umstellung der Ernährung erforderlich, es muss für ausreichend körperliche Bewegung gesorgt werden, eventuell zugrundeliegende psychische Konflikte müssen entschärft werden.

Die Anwendungsmöglichkeiten für die Holopathie sind sehr vielfältig. Sie kann jedoch nur dort wirken, wo zumindest noch geringe Selbstregulationskräfte des Körpers vorhanden sind. Sie kann

Funktionsstörungen beheben, jedoch zerstörte Organe und Gewebe nicht wieder herstellen. Holopathie kann durch die Auflösung cerebraler Stressreaktionen zu einer vollständigen Ausheilung chronischer Krankheiten führen. In Fällen, in denen dies aus organischen Gründen nicht mehr möglich ist, bewirkt sie zumindest eine Linderung der Beschwerden und eine Verbesserung der Energiesituation des Patienten, was eine deutliche Verbesserung der Lebensqualität zur Folge hat.

Literatur

Patienten- und Beratungsinformationen (Fa. Quint Systeme).
Dr. Christian Steiner: Grundlagenhandbuch Holopathie /
    Therapiehandbuch Holopathie (Fa. Quint Systeme).

Kapitel 5: Die Kombination der therapeutischen Möglichkeiten

Begegnung mit dem Therapiekonzept Synthese

Mit den bisher beschriebenen drei großen komplementär-medizinischen Bereichen Akupunktur, Homöopathie und Holopathie arbeiteten wir in unserer Praxis mehrere Jahre ohne weitere große Veränderungen. Der Therapieerfolg war bei den meisten Patienten zufriedenstellend, oft sogar ausgezeichnet. Immer wieder war es möglich, schulmedizinisch austherapierten Patienten mit unseren Möglichkeiten zu helfen. Äußerlich zeigte sich der Erfolg darin, dass unsere Praxis erweitert werden musste. Im Jahr 2000 bezogen wir neue Praxisräume und hatten ab sofort viel mehr Platz zur Verfügung. Wir konnten zusätzliche, unterstützende Therapieverfahren, wie Lymphdrainage und Colon-Hydro-Therapie anbieten und konnten ab sofort durch die Unterstützung von mehreren Mitarbeitern wesentlich effektiver arbeiten.

Unsere Gespräche auf verschiedenen Fortbildungsveranstaltungen mit Ärzten und anderen Therapeuten zeigten uns, dass viele sich jeweils nur mit ein oder zwei der genannten komplementärmedizinischen Methoden befassten. Manchmal wurden die jeweils anderen Methoden sogar vehement abgelehnt – eine Einstellung, die mich immer wieder sehr überraschte.

Bestärkt von einigen sehr zufriedenen Patienten, erwog ich einige Monate lang die Möglichkeit, dass es vielleicht meine Aufgabe sein könnte, unsere Kombination der verschiedenen Therapieverfahren anderen Ärzten vorzustellen. Es dauerte jedoch nicht lange, da hatten sich diese Überlegungen erledigt. Eine Kollegin aus Herrsching bei München, Frau Dr. Gisela Slavin, war mir zuvorgekommen. Sie stellte im Jahr 2002 ihr persönliches Therapiekonzept vor.

Synthese von Frau Dr. Slavin

Unter dem Begriff Synthese fasste sie die beiden Hauptbereiche Akupunktur und Homöopathie zusammen, ergänzt durch die kleineren Therapiebereiche Europäische Pflanzenheilkunde, Traditionelle Chinesische Medizin, Ayurveda, Zufuhr von Vitaminen und Mineralien, Ausleitung von Schadstoffen und Desensibilisierung von Allergien. Die Verbindung all dieser Therapieverfahren wurde durch die gemeinsame Testmethode hergestellt. Es wurde jeder Therapieanteil mit dem Nogier-Reflex und ggf. mit dem Polfilter ausgetestet. Die Auswahl der zum Einsatz kommenden Methoden und die Wahl der entsprechenden Medikamente erfolgte durch intuitive, RAC kontrollierte Testung. Diese Methode ist physikalisch nur teilweise erklärbar. Sie ist abhängig von der Konzentration des Untersuchers, insgesamt also störanfällig, aber ungewöhnlich schnell. In bestechend kurzer Zeit können große Mengen von Schadstoffen, Medikamenten oder Nahrungsmitteln durchgetestet werden. Dieses Testverfahren ist auch an der Quintstation einsetzbar. Wir nutzen die intuitive Testmethode immer dann, wenn große Mengen an Substanzen getestet werden müssen, überprüfen jedoch abschließend das Ergebnis durch die exakte Testung mit dem Polfilter.

Abgesehen von der Beschleunigung unserer Testungen, bestärkte mich der Kontakt mit dem Grundgedanken der Synthese und die Begegnung mit aufgeschlossenen, innovations- und kombinationsfreudigen Kollegen in meiner Meinung, dass nur die Kombination verschiedener, guter Therapieverfahren die notwendigen Voraussetzungen schafft, um möglichst vielen oder am besten allen Patienten helfen zu können.

Bewährte Therapiekombinationen

In unserer Praxis hatte es sich bewährt, bei fast jedem Patienten alle drei zur Verfügung stehenden Therapieverfahren einzusetzen. Die ganz wenigen Ausnahmen, die bekannterweise die Regel bestätigen, dürften hier nicht von Interesse sein. Im Einzelfall kann es jedoch sinnvoll sein, Schwerpunkte zu setzen. Das bezieht sich sowohl auf den für eine Methode zur Verfügung stehenden Zeitrahmen, als auch auf Art und Intensität der Medikamente bzw. auf die zu wählende Therapieform in der Holopathie (Lokal-, Segmental- oder Vektortherapie).

Die Akupunktur ist besonders für die Behandlung der Störfelder wichtig. Besonders starke Störfelder liegen oft nach Operationen oder Unfällen vor, sowie nach größeren Zahnsanierungen oder dem Setzen von Implantaten. Sehr wichtig ist die Akupunktur auch bei der Behandlung von Wirbelsäulenblockaden.

Die klassische Homöopathie mit Hochpotenzen ist in der Lage, die Gesamtenergie des Organismus anzuheben und damit eine anhaltende Leistungssteigerung zu bewirken. Die Abstände zwischen den einzelnen Behandlungssitzungen können durch Einsatz von Hochpotenzen deutlich verlängert werden. Während die Akupunktur nur maximal zwei Wochen wirksam ist, liegt die Länge der Wirkdauer für Hochpotenzen bei bis zu drei Monaten. Akute oder chronische psychische Probleme können durch die klassische Homöopathie sehr gut beeinflusst werden.

Die Domäne der Holopathie ist die Ausleitung von Schadstoffen aller Art und die Behandlung von Allergien. Darüber hinaus kann die Gesamtenergie deutlich verbessert werden. Die Leistungssteigerung setzt sofort ein, ist im Vergleich zur klassischen Homöopathie jedoch eher von kurzer Dauer. Die Wirksamkeit der Therapie mit der Quintstation liegt zwischen ein und drei Wochen. Mit der Quintstation ist eine Leistungssteigerung auch bei sehr schlechten

Ausgangswerten möglich, im Gegensatz zur Therapie mit Hochpotenzen, für die eine gewisse Grundenergie benötigt wird, um die zugeführte Information umsetzen zu können. Oft ist es sinnvoll, ein- oder mehrmals holopathisch zu behandeln, bevor erstmals die klassische Homöopathie mit Hochpotenzen zum Einsatz kommt.

Die Kombination der Therapieverfahren sollte individuell gestaltet werden, je nach Alter und Beschwerden des Patienten und entsprechend den Ergebnissen der durchgeführten Testungen. Nicht zuletzt sollte auch das persönliche Therapieziel des Patienten berücksichtigt werden. Denn nicht immer ist das, was den Patienten subjektiv am meisten stört, auch das Problem, das den Körper am meisten beeinträchtigt. Durch eine entsprechende Gewichtung der Therapieanteile sollte man jedoch versuchen, die subjektiven Beschwerden des Patienten möglichst bald zu verringern.

Kapitel 6: Weitere Therapiemethoden der energetischen Medizin

Auf der Suche nach weiteren therapeutischen Möglichkeiten

Meine Hoffnung auf Ausheilung meiner Neurodermitis nach dem Umzug von der Münchner Innenstadt an den Stadtrand, in ein, nach baubiologischen Kriterien, schadstoffarmes neues Haus, erfüllte sich leider nicht. Ich hielt also weiterhin Ausschau nach neuen Therapieverfahren, die unser bisheriges therapeutisches Konzept ergänzen könnten und die eventuell auch für meine eigene Gesundheit nützlich sein könnten. Abgesehen von mir selbst, gab es im Familien- und engsten Freundeskreis einige weitere Menschen, denen wir bisher nicht zufriedenstellend helfen konnten. Neben diesem ganz persönlichen Interesse an einer Verbesserung unserer Therapiemöglichkeiten, hatte ich immer noch, wie zu Beginn meiner Ausbildung im Bereich der Komplementärmedizin, ein allgemeines fachliches Interesse, um nicht zu sagen: eine ausgeprägte Neugier auf Neues und Unbekanntes.

Meine Suche erstreckte sich über mehrere Jahre, denn mein Wunsch, Neues zu erkunden, wurde erheblich durch einen extremen Zeitmangel in den Jahren 1999 bis 2005 eingeschränkt. Dieser Zeitmangel wurde verursacht durch große Probleme beim Bau unseres Hauses mit gravierenden Baumängeln und anschließenden Rechtsstreitigkeiten. Außerdem sollte meine Familie mit zu dieser Zeit zwei schulpflichtigen Kindern nicht zu kurz kommen. Ich stand damals fast ständig unter Zeitdruck, was meine fachlichen Interessen einschränkte und mir wenig Zeit und Ruhe ließ, um über wichtige Zusammenhänge oder notwendige Veränderungen nachzudenken.

Ab 2006 besserte sich diese Situation spürbar. Die Probleme durch den Hausbau waren weitgehend beseitigt und der Zeitbedarf für die Kinder verringerte sich deutlich. Ich fand nun wieder mehr Zeit für Fortbildungen und Fachbücher, aber auch für Sport, Yoga, Meditation und anderes. Diese Veränderungen und eine osteopathische Behandlung über mehrere Jahre führten wiederum zu einer verstärkten Entgiftung meines Körpers und leider auch zu ständig wiederkehrenden Schüben meiner Neurodermitis. Immerhin hatte ich in den zurückliegenden Jahren gelernt, mit dieser Krankheit umzugehen und mit ihr zu leben.

Schlaglichter auf interessante therapeutische Gebiete

Mit den folgenden Therapieverfahren beschäftigte ich mich aus persönlichem und beruflichem Interesse. Ich strebte jedoch nie eine umfassende Ausbildung in diesen Bereichen an. Einige Teilbereiche wurden in mein allgemeines Therapiekonzept integriert. In vielen Fällen diente das erworbene Wissen aber nur dazu, einzelnen Patienten eine fundierte Empfehlung für entsprechende, begleitende Therapien geben zu können.

Die Traditionelle Chinesische Medizin (TCM) umfasst die beiden großen Teilbereiche Akupunktur und Chinesische Kräuterheilkunde. Mit der Akupunktur beschäftige ich mich seit Jahren intensiv (siehe Kapitel 1). Die chinesische Kräuterheilkunde ist ein Therapiegebiet, welches eine umfassende Ausbildung erfordert. Ich verwende chinesische Kräuter nur gelegentlich, um die Ausscheidung von Schadstoffen zu verbessern.

Der *Ayurveda*, übersetzt „das Wissen vom guten Leben", gehört zu den ältesten Gesundheitssystemen der Menschheit. Die vier

Veden (Bücher der Weisheit) sind die ältesten schriftlichen Überlieferungen altindischer Heilkunst. Sie sollen im zweiten Jahrtausend vor Christus abgefasst worden sein.

Die Methoden des Ayurveda würden unser bisheriges Therapiekonzept hervorragend ergänzen. Eine fundierte Ausbildung dauert jedoch mehrere Jahre, ein Zeitaufwand, den ich, bis auf Weiteres, nicht erbringen kann. Daher verwende ich in meiner Praxis nur einige bewährte ayurvedische Kräuterpräparate. Für umfassende, ayurvedische Behandlungen muss ich meine Patienten an entsprechend gut ausgebildete Kollegen verweisen.

Mit den üblichen Methoden der physikalischen Medizin, wie Massagen, manuelle Therapie, Wärmetherapie und Lymphdrainage, können chronisch blockierte Körperbereiche deblockiert und damit energetisch wieder besser versorgt werden. Das führt zu einer deutlichen Verbesserung des Stoffwechsels in diesen Bereichen und zum Abtransport der dort abgelagerten Schlackenstoffe. Falls notwendig, sorgt die Lymphdrainage für eine Entlastung von Lymphbahnen und geschwollenen Lymphknoten. Wärmezufuhr von außen erhöht den Stoffwechselumsatz im Gewebe und verbessert dadurch die Entschlackung. Führt die Wärmebehandlung zum Schwitzen, wird über den Schweiß eine große Zahl von Schadstoffen ausgeschieden. Die physikalische Medizin kann also eine energetische Behandlung sehr gut unterstützen.

Ein besonders gutes Zusammenwirken mit unseren Therapieverfahren zeigte sich bei der Osteopathie, die sich aus der physikalischen Medizin entwickelte. Im 19. Jahrhundert fasste der amerikanische Arzt Dr. Andrew Tayler Still verschiedenste manuelle Behandlungsverfahren zu einem systematischen Konzept zusammen. Er bezeichnete die neue Methode als Osteopathie. Dieser Begriff setzt sich aus den griechischen Worten *os*, ‚Knochen‘, und *pathos*, ‚Krankheit‘, zusammen. Der Begriff soll zum Ausdruck bringen, dass jede Krankheit auch mit einer Veränderung des Bewegungsapparates, also der Knochen, Bänder und Gelenke, einhergeht. 1882 eröffnete Dr. Still die erste Osteopathie-Schule in den USA. Die Erfolge der Osteopathie führten dazu, dass sie heute weltweit bekannt ist. Aus der ursprünglichen Osteopathie, die sich mit der Behandlung der Gelenke und der Wirbelsäule beschäftigte, entwickelte sich im Laufe der Zeit ein umfassendes, ganzheitliches Behandlungskonzept. Grundlage der Behandlung ist die Annahme, dass die freie Beweglichkeit aller Organe, Voraussetzung für ihre gesunde Funktion ist. Der Therapeut ertastet mit den Händen kleinste Bewegungseinschränkungen und bearbeitet diese, um dem Gewebe seine ursprüngliche Funktion wieder zu ermöglichen. Dazu müssen u.U. bestehende Knochenblockaden oder Bindegewebsverklebungen gelöst werden. In der Osteopathie geht man davon aus, dass sich Struktur und Funktion gegenseitig beeinflussen. Die gesunde Struktur der Organgewebe ist Voraussetzung für ein gutes Funktionieren. Durch die osteopathische Behandlung wird das funktionelle Gleichgewicht des Organismus wieder hergestellt und es können dadurch Krankheiten geheilt werden. Die Behandlung hat auch eine vorbeugende Wirkung, denn eine gesunde Funktion bewahrt die Struktur vor Schäden. Die Osteopathie kann auch mit anderen physiotherapeutischen Maßnahmen kombiniert werden.

Die Therapie mit Blütenessenzen wird in den letzten Jahren ständig weiterentwickelt. Weltweit kommen ständig neue Blütenessenzen dazu. Blütenessenzen sind energetische Schwingungsmedikamente, die durch Beeinflussung sämtlicher Aura-Schichten oft sehr tiefgreifende Wirkungen haben. Bei der Auswahl der Blütenessenzen ist die Austestung mit dem Nogier-Reflex sehr nützlich. Die Blütenessenzen lassen sich hervorragend mit Akupunktur und Homöopathie kombinieren.

Überwiegend zur Selbsttherapie geeignet ist *Aura Soma*. Zur Basistherapie werden die sogenannte Balance-Öle verwendet, ein Öl-Wasser-Gemisch, das in der Flasche durch die Trennung der beiden Phasen (ölig oben und wässrig unten) zweifarbig ist. Die Wahl der Balance-Öl-Farbkombination erfolgt intuitiv nach persönlichem Geschmack. Darüber hinaus gibt es Pomander und Meisteressenzen für verschiedene Einsatzmöglichkeiten. Einige davon verwende ich in meiner Praxis gerne und empfehle sie auch einigen Patienten für zu Hause. Ich führe jedoch keine ausführlichen Aura Soma-Sitzungen durch.

Die Kinesiologie ist ein bioenergetisches Testverfahren, das die Stärke der Muskulatur als Anzeiger (Testparameter) verwendet. Die verschiedensten Testungen können kinesiologisch durchgeführt werden, z.B. Nahrungsmittel- oder Medikamententestungen. Bleibt bei der Nahrungsmitteltestung (Teströhrchen in der Hand des Patienten) der Muskel stark, ist das Nahrungsmittel verträglich, wird der Muskel schwach, ist das Nahrungsmittel unverträglich. In der Psychokinesiologie wird dem starken Muskel die Antwort „Ja" zugeordnet und dem schwachen Muskel die Antwort „Nein". Über entsprechende Ja-Nein-Fragen können psychologische Zusammenhänge aus dem Unterbewusstsein abgefragt werden, ebenso entsprechende Organzuordnungen. Kinesiologische Testungen und die Psychokinesiologie nach Klinghardt waren Bestandteil meiner BIHOST-Ausbildung bei Frau Dr. Vera Rosival (Siehe Kapitel 3). Da ich zu diesem Zeitpunkt bereits sehr geübt und sehr schnell in der RAC-Testung war, stellte die kinesiologische Testung für mich keine sinnvolle Alternative dar. Außerdem ist die RAC-Testung genauer und nicht von der Mitarbeit des Patienten abhängig wie der kinesiologische Muskellängentest.

Da eine ganzheitliche Therapie psychische Probleme mit einbezieht, wird bei dem einen oder anderen Patienten die Durchführung einer Psychotherapie erforderlich. Bei vielen Patienten hat sich die Kombination unserer Therapie mit einer Psychotherapie bewährt, die auf den tiefenpsychologischen Annahmen von C.G. Jung basiert. Begründet wurde diese Therapie von Rüdiger Dahlke. Sie arbeitet mit inneren Bildern. Da die Seele von den vielen inneren Konflikten als erstes die aktuell dringendsten in Bildern kommuniziert, ist es mit dieser Therapie möglich, äußerst rasch in wenigen Therapiestunden die wichtigsten Probleme zu bearbeiten und eventuell sogar zu beseitigen. Diese transpersonale Therapie wurde von Jörg Engelsing und Michael Eisenmann in ihrem soeben erschienenen Buch dargestellt.

Die Meditation ist ein wichtiges und potentes Mittel, um selbst Einfluss auf die psychische Ebene chronischer Erkrankungen zu nehmen. Es gibt verschiedene Formen der Heilmeditation, um Heilungsprozesse zu unterstützen. Abgesehen von therapeutischen Zielen ist die Meditation ein hervorragendes Mittel, um sich einen Ruhepol in einem immer hektischer werdenden Alltag zu schaffen und kann für einen energetischen Ausgleich oder eine energetische Aufladung sorgen. Darüber hinaus ist es möglich, durch Meditation Zugang zum Unterbewusstsein oder zu höheren geistigen Ebenen zu finden. Eine regelmäßige Meditationspraxis fördert das spirituelle Wachstum und den Ausgleich von Spannungen zwischen Körper und Seele. Dadurch kommt es zu einer nachhaltigen Verbesserung des Allgemeinzustandes.

Ziel der verschiedenen Formen des Yoga ist eine, auf der körperlichen Ebene hohe Körperbeherrschung, gute Beweglichkeit und tiefgreifende Entgiftung des Körpers. Durch Yogaübungen können Schadstoffdepots geöffnet und abtransportiert werden. Der Energiefluss im Gewebe kommt wieder in Gang und Heilungsprozesse werden gefördert.

Eine sehr spannende, aber bei uns wenig verbreitete Behandlungsform ist der *Schamanismus,* im europäischen Bereich auch als Hexenmedizin bezeichnet. Da Hexen und Schamanen in Europa Jahrhunderte lang verfolgt wurden, ist diese Therapieform fast völlig verschwunden. Stärker verbreitet ist der Schamanismus im Bereich der indigenen Völker Amerikas, z.B. Inka-Schamanen, oder

Afrikas. Der Schamane leitet indikative Energieanteile des Patienten über den eigenen Körper ab, was sehr hohe Anforderungen an die Stärke des Energiefeldes des Behandlers stellt. Gute Therapeuten sind in der Lage, erstaunliche, tiefgreifende Heilungen zu erzielen. Alberto Villoldo hat das alte Wissen der Inka-Schamanen zusammengetragen und in eine entsprechende Ausbildung zum Heiler integriert.

All diese Therapien eröffnen viele neue Behandlungsmöglichkeiten. Mein persönliches Wissen ist jedoch nicht ausreichend, um die einzelnen Verfahren kompetent und umfassend darzustellen. Ich darf daher auf die jeweiligen Bücher im Literaturverzeichnis verweisen.

Literatur

Dirk Albrodt: Illustrierte Enzyklopädie der Blütenessenzen aus aller Welt (Herausgeber) Band 1–3.

Dirk Albrodt: Illustrierte Enzyklopädie der einheimischen Blütenessenzen (Edition Tirta, 2005).

Franz Alt (Hrsg.): Das C.G. Jung Lesbuch (Walter, 1998).

Margit Dahlke, Rüdiger Dahlke: Meditations-Führer (Schirmer Verlag, 1999).

Rüdiger Dahlke: Krankheit als Symbol (Bertelsmann, 1996).

Thorwald Dethlefsen, Rüdiger Dahlke: Krankheit als Weg (Bertelsmann, 1983).

Michael Eisemann, Jörg Engelsing, Patrizia Mikulcik: Die innere Wirklichkeit (ezl-Verlag, 2008).

Elisabeth Haich: Einweihung (Origo, 1954).

Klinghardt: Lehrbuch der Psycho-Kinesiologie (Hermann Verlag, 2002).

Lehrbuch der Psycho-Kinesiologie (2008).

Vasant Lad u. Angela C. Werneke: Das große Ayurveda-Heilbuch (Wildpferd-Verlag, 2003).

Christine Li, Ulja Krautwald: Der Weg der Kaiserin (Scherz, 2000).

Torsten Liem: Osteopathie, die sanfte Lösung von Blockaden (Hugendubel, 2004).

Claudia Müller-Ebeling, Christian Rätsch, Wolf-Dieter Storl: Hexenmedizin, Die Wiederentdeckung einer verbotenen Heilkunst – schamanische Traditionen in Europa.

Gabriele Rossbach: Visuelle Meditation (Windpferd, 2003).

Alberto Villoldo: Das geheime Wissen der Schamanen (Goldmann Arkana, 2001).

Nicola Waddington: Aura-Soma, Durch Farben zur Erkenntnis (Goldmann, 1997).

Vicky Wall: Aura-Soma, Das Wunder der Farbheilung und die Geschichte eines Lebens (Edition Sternenprinz, 1990).

Thomas Wesselhöft: Kundalini-Yoga (Herz-Verlag, 2003).

Zhang Yu Huan, Ken Rose: Den Drachen reiten, Die kulturellen Wurzeln der Traditionell-chinesischen Medizin (O.W. Barth, 2001).

Marion Zerbst: Sanft heilen mit Blütenessenzen aus aller Welt (Trias, 1998).

Ausblick

Wir sind nun am Ende unserer Reise angekommen. Für viele war es sicher ein sehr weiter und sehr ungewohnter Weg, sich mit der energetischen Medizin auseinander zu setzen. Für den einen oder anderen war der Weg möglicherweise gar nicht so weit, weil er sich bereits vorher schon mit diesen Themen beschäftigt hatte. Unterschiedlich sind sicher auch die Ziele. Wir sind am Endpunkt der gemeinsamen Reise angekommen. Für viele von Ihnen wird dieses Ende nur eine Zwischenstation auf dem weiteren Weg sein. Das trifft auch auf mich persönlich zu.

Die ganzheitliche medizinische Betreuung von Patienten, wie ich sie heute durchführen kann, macht mir wesentlich mehr Freude, als das, womit ich vor fast 20 Jahren in meinem Berufsleben begann. Die Freude an der ärztlichen Arbeit entsteht ganz besonders durch die Erfolge, die durch die ganzheitlichen Therapieverfahren erreicht werden. Ich möchte heute auf keine unserer Therapiemethoden verzichten müssen. Für mich waren die hier beschriebenen Veränderungsprozesse sehr wichtig, auch wenn sie mir bisher nicht die erhoffte Gesundheit beschert haben.

Welche Veränderungen sich bei Ihnen in Folge unserer gemeinsamen Reise ergeben, hängt ganz von Ihnen selbst ab. Sie wissen über energetische Medizin nun so gut Bescheid, dass sie im Falle einer Erkrankung eine wohlüberlegte Entscheidung treffen können, mit welchen Therapiemaßnahmen Sie behandelt werden möchten.

Ich selbst betrachte es als eine meiner vordringlichsten Aufgaben, Menschen genau an dieser Schnittstelle zwischen universitärer Medizin und energetischer Medizin zu beraten und ihnen die oft noch weitgehend unbekannte Informationsmedizin nahezubringen. Ich bin gerne bereit, dieser Aufgabe nachzukommen, und bin unendlich dankbar, dass ich von einigen mir sehr nahe stehenden Menschen dabei unterstützt werde. Da ist zuallererst mein Ehemann Dr. Florian Gabriel, der diesen ganzen Weg der therapeutischen Veränderungen mit mir gegangen ist und mit mir zusammen eine Gemeinschaftspraxis führt. Entscheidend wichtige Anregungen kamen von Seiten meiner Freundin Angelika Ebel, der ich mich zutiefst verbunden fühle und für deren Begleitung auf meinem Weg ich sehr dankbar bin. Nicht zuletzt bin ich froh, dass ich für meine Praxis Mitarbeiter gefunden habe, die uns unterstützen und entlasten und die unseren Weg der ganzheitlichen Medizin mitgehen und mittragen.

Elisabeth Haich beschreibt in ihrem Buch „Einweihung" die Lehren des ägyptischen Hohenpriesters Ptahotep. In seinen Voraussagen in Bezug auf die Entwicklung der Medizin am Beginn des neuen Jahrtausends heißt es: Am Ende des Fische-Zeitalters dominiere das Wasser als Heilmittel. Überall gebe es Badeanstalten, Kurorte und verschiedene Behandlungen mit Wasser. Zu Beginn des Wassermann-Zeitalters entdecken die Menschen, dass alles, sogar die feste Materie, eine Wellenbewegung ist. Einige Jahre nach Beginn des neuen Zeitalters werde die ärztliche Wissenschaft mit Behandlungen durch Wasser aufhören und zu Kuren mit Wellen übergehen. Sie heile mit verschiedenen Wellenformen, von infraroten bis ultravioletten Wellen, aber auch mit Kurzwellen und noch kürzeren und durchdringenderen Wellen und Frequenzen ... Soweit die Voraussagen des Hohenpriesters.

Energetische Medizin und Informationsmedizin ist nichts anderes als die soeben beschriebene Wellenmedizin. Sie nutzt die verschiedenen charakteristischen Schwingungen für die Durchführung von Therapien und die Herstellung von Medikamenten.

Für mich ist es einerseits eine spannende Herausforderung,

andererseits auch eine verantwortungsvolle Aufgabe, an der Entwicklung und Verbreitung dieses neuen medizinischen Systems Teil zu haben und mitzuwirken.

Dr. Gerhilde Gabriel, geboren 1961 in Regenstauf bei Regensburg

Medizinstudium in München, 1990 Promotion im Fach Dermatologie/ Allergologie

1989–1992 Assistenzärztin am Internistischen Akutkrankenhaus Schwandorf/Opf.

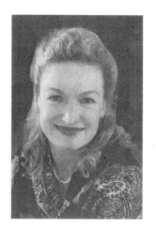

1992–1995 Ausbildung in Akupunktur und Homöopathie (Europäische Akademie für Akupunktur und Auriculomedizin)

1994 Eröffnung der eigenen Praxis

Gerhilde Gabriel lebt mit ihrem Ehemann und zwei Kindern in München.